NOUVELLES CONSIDÉRATIONS

SUR

LA LONGÉVITÉ HUMAINE.

NOUVELLES CONSIDÉRATIONS

SUR

LA LONGÉVITÉ HUMAINE

PAR

Le Docteur **GUYÉTANT** père,

Chevalier de l'ordre impérial de la Légion d'honneur,
ancien médecin des épidémies dans le département du Jura,
membre correspondant de la Société impériale de médecine,
de la Société impériale et centrale d'agriculture,
des Académies des sciences et arts de Besançon, Dijon, Rouen,
des Sociétés d'agriculture, histoire naturelle et arts utiles de Lyon, de Mâcon
du Doubs, du Bas-Rhin,
de la Société d'émulation du Jura, de celle des arts de Genève,
et des Géorgophiles de Florence.

La brièveté de la vie ne vient pas de la nature, mais de nous. SÉNÈQUE.

PARIS

LAGNY FRÈRES, Libraires, rue Cassette, 12 ;

LE DOYEN, Libraire, au Palais-Royal, galerie vitrée, 31 ;

ET CHEZ L'AUTEUR,

RUE DES MARTYRS, 24, MAISON DES BAINS.

1863

AVANT-PROPOS.

Lorsqu'en 1836 je publiai *le Médecin de l'âge de retour et de la vieillesse*, ou *Conseils aux personnes des deux sexes qui ont passé l'âge de quarante-cinq ans*, je cherchai à appeler l'attention publique sur les avantages qui pouvaient résulter d'une longue vie exempte d'infirmités ; et, dans cet ouvrage qui a reçu, tant en France qu'à l'étranger, un accueil honorable attesté par plusieurs éditions et une traduction allemande, j'ai consacré un chapitre à la *longévité humaine* dont j'ai choisi les exemples les mieux avérés, dans les temps les plus rapprochés de nous, pour les comparer à ceux de l'antiquité dont ils ne s'éloignent pas, comme on le croit communément.

Plusieurs années après, en 1854, un de nos plus célèbres physiologistes, M. le professeur Flourens, a repris ce sujet si intéressant, l'a *rajeuni*, comme il le dit lui-même, et lui a donné un plus grand retentissement par l'autorité de son nom et l'éclat de ses travaux antérieurs(1).

Dans ces *Nouvelles considérations sur la longévité humaine*, mon principal objet est de faire connaître, par une foule d'exemples contemporains, auxquels on me permettra, vraisemblablement, de joindre le mien :

1° Qu'il est plus facile qu'on ne le pense, de se préparer une longue et heureuse vieillesse, sans s'imposer de pénibles privations ;

2° Que, dans l'état actuel de la civilisation, avec les secours que nous prêtent, aujourd'hui, les sciences physiques, médicales et naturelles, les progrès de l'économie politique, la surveillance plus attentive et plus éclairée de l'administration publique sous le rapport de la salubrité, l'accroissement de l'aisance générale et de l'instruction populaire qui font faire tant de progrès à l'hygiène privée, autrefois si négligée, que toutes ces circonstances, dis-je, doivent rendre moins difficile la prolongation de la vie, et faire arriver un plus grand nombre d'individus à l'âge où ils acquièrent le complément de toutes leurs facultés physiques, morales et intellectuelles.

Quel plus noble but peuvent se proposer le philanthrope, le médecin et l'économiste ?

J'aime à croire qu'il est réservé à notre siècle d'approcher de ce but, peut-être de l'atteindre, et de commencer, à l'intérieur de notre belle patrie, ces conquêtes pacifiques et glorieuses, promises par une bouche auguste, conquêtes qui ne coûteront ni sang ni larmes, et qui feront faire un pas immense à la civilisation.

Pourrait on méconnaître, en effet, les avantages qui résulteraient, soit pour les individus, soit pour la société tout entière, d'une vie assez longue pour que l'homme pût acquérir et exercer toutes les facultés que comporte sa nature ? Or l'immense majorité des générations, chez les nations les mieux administrées, n'arrive pas encore à l'âge où l'homme a toute sa valeur, où il est en *plein rapport*, si l'on me permet cette expression.

C'est donc un important service à rendre que d'indiquer les moyens par lesquels, à l'époque où nous vivons, il est possible d'élever le chiffre de la vie moyenne, qui, lors de ma naissance, en 1777, n'atteignait pas 23 ans en France, qui, en 1798, d'après les calculs du savant professeur Hallé, était de 26 ans et 3 mois, s'élevait, en 1836, au chiffre de 33 ans, et qui est aujourd'hui de 39 ans pour la population française prise en masse.

Le but que mes vœux poursuivent ne saurait être chimérique, car, dans notre heureuse patrie, quelques départements jouissent déjà de l'avantage que je voudrais étendre à la France entière; et puisque, dans la courte période de 26 ans (de 1836 à 1863), la vie moyenne a gagné six années chez nous, ne peut-on pas espérer qu'avant la fin de ce siècle elle en aura gagné au moins autant, par les progrès que fait journellement, à la faveur de l'instruction plus répandue et de la vigilance de l'administration, l'hygiène tant publique que privée; puis, en second lieu, par l'effet des travaux d'assainissement entrepris dans la plupart de nos villes, à l'exemple de Paris, de Lyon, de Marseille, etc., et dans nos campagnes insalubres où des fermes modèles, des écoles agronomiques et des domaines impériaux donnent l'impulsion aux utiles opérations du *drainage*, au dessèchement des marais, à la suppression graduelle des étangs, à la distribution régulière des eaux courantes, et à une foule d'améliorations auxquelles prennent part soit le gouvernement, soit beaucoup de propriétaires qui s'honorent de contribuer à la prospérité du pays?

Dans cette ère nouvelle de progrès, j'ai lieu d'espérer que la classe la plus éclairée de la société donnera quelque attention aux considérations nouvelles que je viens ajouter à ce beau sujet de la *longévité*, et que l'on cessera de croire à la difficulté d'obtenir ce précieux avantage, quand on voudra bien n'écouter que la voix de la raison et éviter tout excès nuisible.

Sans doute, on ne jette point l'ancre dans le

fleuve de la vie, pour parler le langage de Bernardin de Saint-Pierre ; mais, en continuant cette brillante métaphore, ne peut-on pas dire que, sur ce fleuve qu'on ne remonte jamais, il est, néanmoins, possible de voguer avec plus de sécurité, et surtout avec plus de lenteur ? Il est nécessaire, pour cela, de mieux connaître ses courants, ses détours, ses récifs, et de côtoyer ses bords les moins dangereux.

C'est une étude à laquelle peu de médecins se sont appliqués, mais qui a été l'objet de mes méditations depuis plus d'un quart de siècle, étant moi-même intéressé au succès de cette navigation, où je suis engagé depuis plus de dix-sept lustres, pendant lesquels j'ai su franchir, jusqu'à présent, tous les écueils, mais qui m'entraîne, irrésistiblement, vers celui contre lequel nous devons tous échouer.

Je m'estimerais heureux si les conseils de mon expérience pouvaient éloigner, pour quelques-uns de mes lecteurs, le terme de l'inévitable naufrage.

NOUVELLES CONSIDÉRATIONS

SUR

LA LONGÉVITÉ HUMAINE.

Une longue vie exempte d'infirmités a été, dans tous les temps, le premier vœu de l'homme, surtout de celui qui est placé au-dessus du besoin, et depuis l'origine de la médecine, beaucoup d'observateurs ont cherché à déterminer les conditions capables de prolonger l'existence, et à déduire de leurs remarques certaines règles de conduite.

L'intérêt qui s'attache à un objet de cette importance a excité aussi, jusque dans ces derniers siècles, la cupidité de certaines personnes qui ont voulu exploiter, à cet égard, la crédulité publique, en présentant, sous des noms pompeux ou sous le titre séduisant de *secrets*, certains procédés, certaines préparations chimiques ou pharmaceutiques qui ont eu plus ou moins de vogue à diverses époques (2).

Le père de la médecine, Hippocrate, et quelques philosophes de la Grèce, avaient déjà observé que le plus sûr moyen de reculer les bornes de la vie consistait, surtout, dans l'usage bien entendu de toutes les choses qui nous sont nécessaires, et particulièrement dans l'exercice modéré, mais continuel des forces musculaires.

L'art de les développer fut porté chez les Grecs au plus haut point de perfection sous le nom de *gymnastique*, et quelques médecins en faisaient une application si heureuse au maintien ou au rétablissement de la santé, que Platon lui-même adressait à Hérodicus le singulier reproche de prolonger, par ce moyen, les plus chétives existences (3).

On a cru pendant longtemps, et beaucoup de personnes croient encore, que, dans les premiers âges du monde, les hommes jouissaient d'une force extraordinaire, avaient une taille gigantesque et fournissaient une carrière infiniment plus longue que de nos jours. Cette opinion paraissait conforme au texte de la *Genèse*, et la découverte faite, à diverses époques, d'ossements d'une grande dimension, qu'on rapportait à l'espèce humaine, semblait la confirmer. Mais, dans ces derniers temps, plusieurs savants érudits, et Hensler entre autres, cité par Hufeland dans sa *Macrobiotique* (*), ont fait voir que la chronologie des siècles les plus reculés était bien différente de la nôtre; qu'avant Abraham, par exemple, l'année ne se composait que de trois mois, et qu'il en est aujourd'hui de même chez quelques peuples de l'Orient; qu'après Abraham l'année s'est composée de huit mois, et que ce n'a été qu'après Joseph qu'on lui en a donné douze.

Cette conjecture paraît d'autant plus admissible, dit Hufeland, que, si on la repoussait, on serait fort embarrassé d'expliquer pourquoi la vie des hommes aurait été raccourcie de moitié, immé-

(*) Ouvrage traduit de l'allemand, par le docteur Jourdan, nouvelle édition. Paris, 1838, chez J. B. Baillière.

diatement après le déluge. Il ne serait pas moins difficile de concevoir pourquoi les patriarches ne se mariaient qu'à soixante, soixante-dix et même cent ans, difficulté qui disparaît, d'après la formule de Hensler, car on obtient alors pour résultat l'âge de vingt ou trente ans, qui est aussi celui auquel on se marie communément, aujourd'hui, dans nos climats.

D'un autre côté, les naturalistes modernes, plus exercés que les anciens dans l'anatomie comparée, ont bien reconnu que les grands ossements qu'on attribuait à l'espèce humaine sont des ossements de cétacés ou de quadrupèdes du genre de l'éléphant et du rhinocéros, dont les espèces ont disparu de la terre.

Il est donc très-vraisemblable que la durée de la vie humaine pourrait être, de nos jours, ce qu'elle était du temps des patriarches, si les mêmes conditions dont ils ressentaient l'influence étaient susceptibles de renaître. Quelles chances de longévité leur donnaient, en effet, le doux exercice de la vie pastorale, le choix des contrées les plus favorables à la santé, l'heureux privilége des peuples nomades, le séjour en plein air sous un ciel toujours pur et dans un climat d'une température à peu près uniforme pendant toute l'année, l'indépendance et la dispersion des familles sur un vaste territoire, la simplicité des mœurs, la tempérance, l'eau pure pour toute boisson avant la culture de la vigne, et pour nourriture le lait des troupeaux, la chair des jeunes animaux, les fruits de la terre ainsi que les produits de l'agriculture naissante, le calme des passions qui ne s'exaltent, généralement, qu'au sein des populations agglomérées, et au milieu des intérêts divisés!

Puis, indépendamment de tous ces avantages, ne méconnaissons pas celui très-important de la transmission héréditaire d'une organisation forte et vigoureuse, que n'avait encore point altérée aucun des virus ou principes contagieux connus aujourd'hui dans le monde.

C'est en se conservant exempte d'infirmités, par l'usage bien ordonné de toutes choses, c'est en survivant, pour ainsi dire, aux passions orageuses des âges précédents, que la vieillesse met le sceau au perfectionnement moral de l'homme. C'est, en effet, l'époque de la vie où la raison répand le plus pur éclat, lorsque les ressorts de l'organisme ne sont pas encore usés, et quand l'esprit a toujours été cultivé.

Si la mémoire s'est affaiblie, si l'imagination a perdu de sa vivacité, le jugement, du moins, s'est fortifié de plus en plus, et cette précieuse faculté, qui est si lente à se développer, arrive enfin, avec le secours du temps, à son plus grand degré de perfectionnement.

Ce n'est pas, à la vérité, cette bouillante ardeur qui rend capable des actions les plus héroïques ; ce n'est plus cet enthousiasme divin qui inspire le poëte ou qui crée les chefs-d'œuvre des beaux-arts : encore plusieurs vieillards ont-ils été embrasés de ce feu céleste jusqu'à la fin de leur longue carrière (4) ; mais c'est la raison calme et dégagée de toute prévention, c'est la prudence qui calcule tout avec sagacité, c'est la sagesse aimable et persuasive telle qu'Homère la fait goûter dans les discours du vieux Nestor, telle qu'elle s'énonça autrefois dans la Grèce par la bouche de Platon, ou telle que Fénélon nous l'a montrée sous les traits de Mentor.

C'est à cette vieillesse affranchie du joug des passions, éclairée par une longue expérience, et servie par des organes encore sains, que s'adressent les éloges que lui ont consacrés tant de grands hommes depuis le chantre d'Ilion jusqu'à nos jours. Cicéron lui a élevé un monument immortel dans l'éloquent dialogue qu'il a dédié à Pomponius Atticus, son ami, alors âgé de soixante-cinq ans, l'an de Rome 603.

Mais le philosophe romain, préoccupé d'idées politiques, n'a pensé qu'à la vieillesse de l'homme d'État; il n'a point écrit pour tous les rangs, pour toutes les conditions; il y a même un sexe qu'il a entièrement oublié.

Une dame française, madame de Maussion, a voulu suppléer au silence de Cicéron, et en suivant le même plan que le grand orateur il lui a été facile de prouver que les femmes arrivées à la vieillesse peuvent s'occuper encore utilement et pour elles et pour les autres; qu'une longue expérience de la vie attache plus de prix à leurs sages conseils; que, s'il leur est moins permis qu'aux hommes de s'abandonner à la fougue des passions, elles doivent, à juste titre, regarder le calme qui les remplace comme un bienfait de l'âge; qu'enfin le souvenir d'une vie active et presque toujours dévouée, joint aux consolations d'une âme religieuse, suffit pour leur faire envisager, sans effroi, le jour du repos.

Une autre femme d'esprit, la marquise de Lambert, a publié, sur la vieillesse, des réflexions judicieuses qu'elle a dédiées à sa fille, et qui sont particulièrement applicables aux personnes de son sexe.

Enfin, de nos jours, une illustre Génevoise, madame Necker de Saussure, a publié un ouvrage remarquable intitulé, *L'étude de la vie des femmes*. Dans ce livre (*), auquel l'Académie française a décerné le prix Montyon, l'auteur découvre aux yeux des femmes âgées une vaste carrière de bienfaisance, de dévouement et d'études, qui leur procure encore de pures et douces jouissances.

Gardons-nous donc de nous représenter la vieillesse comme étant toujours accablée de souffrances et d'ennuis, ne vivant que de privations, et ne connaissant plus aucun plaisir; une foule de témoignages imposants protesteraient contre cette opinion trop généralement répandue.

Le vieillard peut conserver non-seulement les

(*) Un vol. in-8°, chez Paulin, libraire, rue de Seine, 39.

jouissances du cœur et de l'esprit, mais, s'il a soigné convenablement sa santé, il peut encore, jusqu'à l'âge le plus avancé, trouver des sensations agréables dans l'exercice de ses fonctions corporelles : il faut aussi qu'il ait pris quelque soin de ses facultés morales et intellectuelles.

Les vieillards modérés, doux, indulgents, passent, selon la remarque de Cicéron, une vieillesse qui n'est pas sans bonheur ; tandis que l'homme d'un caractère difficile est malheureux à tout âge ; et le sage Franklin ne balance pas à mettre au rang des vices une humeur chagrine, qu'il appelle *la malpropreté de l'âme*. Mais il faut avouer que cette disposition morale tient, plus souvent qu'on ne pense, à un état maladif qu'il est, quelquefois, au pouvoir de la médecine de guérir et surtout de prévenir : nouvel exemple du secours que notre art peut offrir à la vieillesse.

L'histoire avait déjà fait connaître l'heureuse influence d'un moral perfectionné par la culture des sciences et des arts sur le maintien de la santé dans l'âge le plus avancé, et nous comptons, en effet, dans l'antiquité, presque autant de vieillards vénérables que d'hommes illustres par de grandes actions ou célèbres par leurs capacités intellectuelles. Nous savons que Platon vécut jusqu'à l'âge de quatre-vingt-un ans où il termina sa carrière; qu'Isocrate composa son *Panathénaïque* à quatre-vingt-quatorze ans, et qu'il vécut encore cinq ans après; que son maître Gorgias alla jusqu'à la cent septième année sans abandonner ses travaux. Les études d'Homère, d'Hésiode, de Pythagore, de Solon, de Démocrite, d'Hippocrate, de Simonide, de Xénocrate, de Caton le censeur ont duré autant que leur vie.

Dans nos temps modernes, les sciences ou la littérature ont occupé, jusqu'à la fin de leur longue carrière, Fontenelle, Newton, Euler, Voltaire, Franklin, Buffon, Boerhaave, Van Swieten, Haller, Kant, Tenon, Saint-Lambert, Ducis, Desessarts, Lemmonier, Adanson, Portal, Daubenton, avec une foule d'autres; et, dans ces dernières années, les sciences physiques et naturelles n'ont-elles pas perdu, à l'âge de près de quatre-vingt-dix ans, Alexandre de Humboldt, l'illustre auteur du *Cosmos*, dont il avait publié le premier volume à soixante-seize ans, et le dernier à quatre-vingt-huit ans? On sait que ce doyen d'âge de tous les savants de ce siècle n'a quitté la plume que peu de jours avant sa mort, arrivée le 6 mai 1859, après une courte maladie; et, plus récemment, l'Académie des sciences a perdu Duméril à quatre-vingt-sept ans, et à quatre-vingt-huit Biot; tous deux ayant conservé leur intelligence et continué leurs travaux scientifiques jusqu'au bout de leur laborieuse carrière.

Concluons de ces exemples, avec l'immortel auteur du *Dialogue sur la vieillesse*, que l'intelligence ne baisse pas quand on persiste à l'exercer et que la meilleure défense contre les ennuis de l'âge avancé, c'est la culture de l'esprit et la pratique des vertus.

Les plaisirs qu'on goûte dans la vieillesse sont doux et modérés; leur souvenir n'a rien d'amer, ce sont les plaisirs de l'âme; ils sont purs et satisfaisants. Trop souvent ceux de la jeunesse n'ont d'agréable que le moment de la jouissance, et préparent des regrets pour l'avenir!

Si, pour les plaisirs d'un autre âge, il en est dont le vieillard sente la privation, cette privation ne peut pas, du moins, l'affecter péniblement, car on regrette peu ce qu'on ne désire plus avec ardeur, et, au défaut de la raison, la nature même a pris soin de lui inspirer d'autres goûts et de lui offrir des jouissances plus appropriées à ses besoins actuels. A la place de l'amour dont certains vieillards connaissent encore les douceurs, le sentiment de l'amitié, celui de la tendresse paternelle, réchauffent encore le cœur sans l'agiter. On sait combien les vieillards éprouvent de bonheur à se voir revivre dans leurs petits-enfants, et quel prix ils attachent aux caresses qu'ils en reçoivent !

Affranchi du joug de l'opinion, n'ayant plus de sacrifices à faire au monde, à ses usages, renonçant, pour jamais, à toute ambition, le vieillard savoure enfin son indépendance, sa douce liberté ; il commence à vivre pour lui-même, et selon ses goûts ; heureux s'il s'en est créé de faciles à satisfaire ! N'ayant plus de temps à perdre, il doit rechercher tous les plaisirs honnêtes, pour remplir agréablement la fin de sa carrière. « A mesure que la position de la vie est « plus courte, dit Montaigne, je veux la rendre « plus vive, plus pleine et plus profonde ; je veux « arrêter la légèreté de sa fuite par la promptitude « de ma saisie ; il faut secourir la vieillesse, il « faut l'étayer. Je m'aide de tout ; et la sagesse

« et la folie auront assez à faire, par offices al-
« ternatives, en ce dernier âge. »

Mais parmi les plaisirs des sens et les exercices agréables du corps, il en est beaucoup encore auxquels on peut se livrer jusque dans une vieillesse avancée. Je connais plusieurs vieillards, parmi lesquels il m'est permis de me compter, qui, dans leur dix-septième lustre, jouissent de toute la santé dont se vantait, au même âge, le célèbre Cornaro (5); qui n'éprouvent, comme lui, aucun affaiblissement du côté de la vue, lisent, écrivent sans lunettes, et dont l'ouïe est passablement conservée. Ils sont capables de faire, comme le vieillard de Padoue, deux ou trois lieues à pied sans se fatiguer (6), de monter à cheval, de gravir et de descendre une montagne, et de prendre part, quand l'occasion s'en présente, soit au plaisir de la pêche, soit à celui de la chasse au chien couchant, à l'exemple de Cornaro.

Ces vieillards, généralement gais, contents et de bonne humeur, habitent, comme lui, la ville en hiver et la campagne en été. Pendant la mauvaise saison, ils goûtent tous les plaisirs honnêtes qu'on trouve dans les cités, fréquentent le monde quand cela leur plaît, choisissent les spectacles qui leur conviennent, visitent les musées, les bibliothèques publiques, les cabinets littéraires, admirent les chefs-d'œuvre des arts, vont écouter les leçons qui les intéressent dans les écoles publiques (7), satisfont leur curiosité pour les découvertes des sciences et pour les productions de la littérature, voient leurs amis et les réunissent, de temps en temps, dans des banquets auxquels préside une franche gaieté.

Le jeu de billard, le plus salutaire de tous les jeux à raison de l'exercice obligé qu'il procure sans sortir de la maison, le trictrac, les dames, les échecs, les divers jeux de cartes animés par un faible intérêt, la lecture des journaux et des ouvrages périodiques, enfin le doux épanchement d'une conversation familière et sans prétention, remplissent agréablement les longues soirées de l'hiver.

Les mêmes vieillards, rappelés hors des villes par l'attrait du printemps, parcourent leurs jardins et leurs propriétés rurales avec un nouveau plaisir, visitent leurs voisins de campagne, leur communiquent les découvertes et les acquisitions nouvelles soit de l'agriculture, soit de l'industrie, ou de l'économie domestique. Ils font connaître aux cultivateurs les instruments perfectionnés qui abrégent leurs travaux ou les rendent moins pénibles ; ils enrichissent leurs jardins de fleurs, de fruits ou de légumes jusque-là inconnus dans le pays, et propres à en augmenter les productions ou les agréments. Ils indiquent à l'homme des champs les moyens d'améliorer le sol et d'en tirer davantage; ils s'intéressent à l'instruction des jeunes gens, excitent l'émulation des maîtres et des élèves, secourent et consolent les malheureux, multiplient les actes d'une bienfaisance éclairée, favorisent tous les travaux d'assainissement, embellissent les campagnes qu'ils habitent, y éternisent leur mémoire par quelque établissement utile, organisent des sociétés de secours mutuels, plantent des arbres pour leurs arrière-neveux, comme le vieillard de la fable, et ces douces occupations, si favorables à la santé, permettent quelquefois à ces heureux vieillards, comme j'en ai souvent été témoin, de se reposer à l'ombre de leurs plantations.

Tels sont les plaisirs faciles réservés aux vétérans de l'humanité, quand ils sont assez raisonnables pour prendre, sans regrets, les goûts et les mœurs de leur âge; car, ainsi que l'a dit Voltaire,

> Qui n'a pas l'esprit de son âge,
> De son âge a tout le malheur.

Ils ne sont point d'humeur chagrine; ils n exhalent pas des plaintes continuelles et ne blâment point toute chose, travers fâcheux qui éloigne d'eux tout le monde, et les réduit à un isolement qui ne fait qu'aggraver leurs ennuis. Résignés avec sagesse aux lois de la Providence, aux nécessités de la nature humaine, ils continuent d'employer utilement leurs derniers jours et de se livrer surtout aux jouissances du cœur.

Les vieillards dont je parle aiment à se communiquer; leur conversation est pleine de bonté et d'intérêt; on les recherche au lieu de les éviter; les jeunes gens eux-mêmes, attirés par le charme de leur entretien et avides d'une instruction puisée à une source si abondante, se pressent autour d'eux et les entourent de respect et de reconnaissance.

Tel j'ai vu le vénérable Daubenton, à l'âge de quatre-vingt-quatre ans, traverser le jardin des

Plantes, soutenu affectueusement par ses élèves, et moi-même, simple étudiant alors, j'ai plus d'une fois disputé à mes condisciples l'honneur de lui prêter l'appui de mon bras, pour le conduire au cabinet d'histoire naturelle, où il faisait son cours de minéralogie, pendant lequel j'ai pu admirer l'excellence de sa mémoire et celle de sa vue, qui ne lui faisait pas encore sentir le besoin des lunettes.

Tel j'ai vu, au pied du Jura, un respectable vieillard qui avait trouvé le rétablissement de sa santé dans le séjour de la campagne et l'habitude de la tempérance rassembler, tous les dimanches, les jeunes gens de son village pour leur donner, soit chez lui, soit au milieu des champs, selon le temps et la saison, des leçons d'agriculture, d'économie domestique et de morale; après quoi il leur faisait servir quelques rafraîchissements de leur goût. Ce vieillard, adoré par la génération qui l'entourait, a joui longtemps de l'affection qu'il avait su mériter, et la fin la plus douce a couronné sa vie (*).

* Il se nommait Théodore Dauphin, et avait rempli les fonctions de receveur général des finances au département du Jura.

Voilà quelles peuvent être, dans tous les rangs, dans toutes les conditions de la société, les jouissances du vieillard quand il s'est aidé de tous les secours de la raison et de l'art, pour écarter de lui les infirmités du corps et surtout celles de l'esprit plus insupportables encore.

Parvenu à l'extrémité de sa longue carrière, il tourne sans peine ses regards vers le passé qui ne lui offre que des souvenirs consolants; il voit l'avenir sans crainte, parce que sa vie a toujours été utile et honorable; il jouit du bien qu'il a fait, de celui qu'il médite encore, se nourrit de l'affection qu'il inspire, et, semblable au sage dont La Fontaine nous a tracé le portrait sublime,

> Approche-t-il du but, quitte-t-il ce séjour,
> Rien ne trouble sa fin : c'est le soir d'un beau jour (8).

Tel est le tableau de la vieillesse qui a couronné la vie d'une foule d'hommes dont la sagesse, la modération en toutes choses et l'instruction progressive, ont fait tourner la longue existence au profit de leur perfectionnement moral et intellectuel.

Mais combien d'individus sont privés des faveurs que procure l'âge avancé! et n'est-ce pas un des plus nobles buts que l'on puisse s'éfforcer d'atteindre, que de chercher à multiplier le nombre de ceux qui peuvent mûrir les fruits de la vie et développer toutes les facultés dont l'espèce humaine a été douée?

Nos forces physiques n'ont acquis généralement leur entier complément que de vingt-cinq à quarante ans; mais l'intelligence, l'aspiration à la perfection morale, ne sont encore qu'à leur début, et le jugement, cette faculté si précieuse, qui fait des progrès continuels, ne jouit pas encore de tout l'éclat dont il doit briller plus tard (9).

Nous voyons, en effet, qu'à l'exception d'un petit nombre de privilégiés, tels que Galilée, Pascal, Descartes, Voltaire, Bonaparte et quelques autres qui ont étonné le monde par leur génie précoce, les grands, les beaux ouvrages qui honorent le plus l'intelligence humaine, ceux qui ont fait l'admiration de l'antiquité et qui, dans les derniers siècles et même de nos jours, sont la gloire éternelle de la littérature et des sciences, ont été produits par des hommes qui avaient, presque tous, dépassé quarante ans, souvent cinquante et soixante, quelquefois soixante-dix et même quatre-vingts, comme notre célèbre contemporain Alexandre de Humboldt, auteur du *Cosmos* auquel il a consacré ses quinze dernières années jusqu'à quatre-vingt-dix ans.

Il est donc vrai que l'intelligence peut avoir une durée une fois, au moins, plus longue que celle qu'offre, de nos jours, la vie moyenne, et qu'elle est incomparablement plus utile à la société par les progrès qu'elle fait faire à la raison publique qui profite et s'éclaire de tous les rayons que répand le génie; mais il est nécessaire, pour cela, que la vie ait le temps de mûrir ses fruits, ce qui a rarement lieu avant qu'elle ait dépassé quarante ans.

Le plus impressionnable de nos grands écrivains n'éprouva cette heureuse transformation qu'à l'âge de quarante-quatre ans, et je ne veux pas priver le lecteur de l'admirable description qu'en fait l'éloquent Jean-Jacques.

« Jusque-là j'avais été bon, dit Rousseau dans
« ses *Confessions*, mais dès lors je devins vertueux,
« ou du moins enivré de la vertu. Cette ivresse
« avait commencé dans ma tête, mais elle avait

« passé dans mon cœur. Le plus noble orgueil y « germa sur les débris de la vanité déracinée, « et pendant quatre ans au moins que dura cette « effervescence dans toute sa force, rien de grand « et de beau ne peut entrer dans un cœur « d'homme, dont je ne fusse capable entre le « ciel et moi. Voilà d'où naquit ma subite élo- « quence, et voilà d'où se répandit, dans mes « premiers livres, ce feu vraiment céleste qui « m'embrasait, et dont, pendant quarante ans, « il n'était pas échappé la moindre étincelle, « parce qu'il n'était pas encore allumé. »

C'est après cette remarquable révolution que parurent successivement la *Nouvelle Héloïse*, *le Contrat social*, *l'Émile*, etc.

Cette révolution intellectuelle, si exactement décrite par J. J. Rousseau, arrive bien rarement d'une manière aussi brusque. Chez le plus grand nombre des hommes, elle s'opère insensiblement et ne se révèle à ceux qui l'éprouvent que par la comparaison qu'ils font de leurs dispositions actuelles d'esprit et de sentiments avec les idées et les affections qui les dominaient dans les âges antérieurs.

Rappelons-nous les regrets de Napoléon Ier,

si bien retracés par notre grand historien national, lorsqu'à son retour de l'île d'Elbe il trouva la plupart des Français en admiration de sa marche triomphale, mais incrédules aux protestations qu'il faisait de régner désormais pacifiquement, et suivant une constitution libérale. « Peut-on, s'écriait-il souvent, juger un homme « de quarante-cinq ans d'après ce qu'il a été à « trente ? »

Il est rare, en effet, que la maturité parfaite du jugement se manifeste plus tôt, et que des ouvrages profondément élaborés aient eu pour auteurs des hommes moins avancés dans la vie.

Quoique doué d'un génie précoce, le célèbre Descartes qui, à l'âge de dix-neuf ans, avait détrôné en philosophie le fameux Aristote, lequel régnait despotiquement dans toutes les écoles, Descartes, dis-je, ne publia qu'après quarante ans son remarquable discours sur la *Méthode à suivre pour bien conduire et chercher la vérité dans les sciences* ; c'est à quarante-cinq ans qu'il mit au jour ses *Méditations*, et, plus tard, son livre des *Principes*.

Newton, le créateur de la philosophie naturelle, avait plus de cinquante ans quand il fit paraître ses plus savants ouvrages.

Ce ne fut qu'à cinquante-six ans que Locke acheva son essai sur l'*Entendement humain* qui lui a fait tant d'honneur, et auquel il a travaillé plus de quinze ans.

Montesquieu en avait cinquante-neuf quand il publia l'*Esprit des lois*, dont il déclare s'être occupé pendant vingt ans.

Le célèbre La Place ne fit paraître qu'à quarante-sept ans l'*Exposition du système du monde*, et ne termina le dernier volume de *la Mécanique céleste* que neuf ans après.

Dans un autre genre d'ouvrages, notre Molière, qui a commencé à travailler pour le théâtre à l'âge de trente-trois ans, en avait quarante-cinq et plus, quand il s'éleva à ses plus admirables pièces, telles que le *Misanthrope*, le *Tartufe* et *l'Avare*.

La dernière tragédie de Racine, *Athalie*, qu'il créa à l'âge de cinquante ans, fut son chef-d'œuvre, et prouve la marche ascendante de ce brillant génie qui serait peut-être allé plus loin, si sa disgrâce, à la cour de Louis XIV, n'eût abrégé sa vie.

Si, pour démontrer l'influence de l'âge sur le perfectionnement moral et intellectuel de l'homme, on avait besoin de preuves plus rigoureuses, on les trouverait dans le dernier exposé du ministre de la justice, du 22 mai 1862.

Durant la dernière période décennale de 1851 à 1860, le ministre constate une diminution de 34 p. 100 sur le nombre des accusés. Dans cette période, la diminution a porté sur les crimes contre l'ordre public, contre la vie des citoyens et contre la propriété. Sur les 62,435 accusés et jugés contradictoirement, on n'a compté que 646 individus avant l'âge de seize ans, mais ce chiffre s'élève à 9,026, quand il s'agit de sujets de seize à vingt ans.

C'est à partir de quarante et un ans, ajoute le ministre, que commence à diminuer le nombre des accusés, et cette période décroissante continue de manière qu'au delà de soixante-dix ans, il n'en reste plus que 559.

Ces chiffres officiels prouvent évidemment combien l'âge de retour et la vieillesse sont favorables au perfectionnement moral de l'homme. Efforçons-nous donc de le rendre plus facile et plus rapide encore en donnant plus d'instruction aux masses, en leur inspirant l'amour du travail, de l'ordre, et l'habitude d'une sage économie qui puissent les conduire à un peu plus d'aisance et, par une suite nécessaire, à plus de soin de leur santé, ainsi qu'à la prolongation de leur existence (10).

J'ai déjà annoncé, dans mon avant-propos, qu'un certain nombre de départements français se distinguaient, depuis plusieurs années, par l'élévation du chiffre de la *vie moyenne*.

Les recherches d'un de nos laborieux statisticiens, M. A. Guillard (*), nous apprennent, en effet, que, dans la période de 1841 à 1845, un de nos départements, celui de l'Orne, dépassait le chiffre de quarante-neuf ans pour la vie moyenne de ses habitants; que ceux du Calvados, de l'Eure, de Lot-et-Garonne, dépassaient celui de quarante-huit ans; que quatorze autres s'élevaient au-dessus de trente-huit ans, mais que soixante-huit restaient encore au-dessous de

(*) *Éléments de la statistique humaine*, ou *Démographie comparée*. Paris, 1855, chez Guillaumin et Cie, libraires, rue Richelieu, 14.

cette moyenne et que quelques-uns même n'atteignaient pas le chiffre de trente.

M. Guillard a eu l'attention de comparer, pour chaque département, le chiffre de la vie moyenne à deux époques, celle du commencement de ce siècle (an IX de la république française) et celle de la période 1841-1845. On voit, par là, quels sont les départements qui ont gagné le plus d'accroissement dans la vie moyenne, et quels sont les retardataires.

Eh bien ! c'est sur ces derniers que la sollicitude du gouvernement devra se porter le plus, en faisant apprécier, par des inspecteurs versés dans les sciences naturelles, agronomiques et médicales, les causes de cet état retardataire, qui, une fois connues, deviendraient l'objet sérieux dont s'occuperait l'administration, qui saurait à quelle nature de remèdes il faudrait recourir pour supprimer ou du moins atténuer ces causes nuisibles à la santé des habitants.

Voilà des conquêtes pacifiques et glorieuses auxquelles on doit aspirer à l'époque où nous vivons. En est-il une, dans l'histoire du genre humain, qui soit plus favorable pour réaliser les espérances que l'on peut concevoir de l'avenir ?

L'esprit de conquête par la voie des armes n'est plus de ce siècle, on ne désire généralement que la paix et la bienveillance entre tous les peuples, que leur union et le progrès de la civilisation; l'amélioration du sort du plus grand nombre est le vœu public, et notre gouvernement travaille à l'opérer.

Depuis plusieurs années, il a été institué des comités cantonaux de statistique et d'hygiène, dont on a lieu d'attendre les plus heureux résultats.

Il sera permis, sans doute, à un praticien qui, pendant trente ans, a exercé l'honorable emploi de médecin des épidémies dans le département du Jura, de parler des services que peuvent rendre aux populations rurales ces hommes dévoués qui, au nom d'une administration bienfaisante, vont porter des consolations et des secours efficaces dans les communes dépourvues de médecins, et en proie à des maladies graves, souvent contagieuses, et qui frappent de terreur les populations par le nombre des victimes qu'elles font, avant que l'administration soit instruite de ces sinistres.

Certains départements jouissent même, depuis

quelque temps, de médecins cantonaux qui, moyennant une modeste rétribution annuelle accordée par les conseils généraux, vont au secours des indigents malades qui, certains d'être soignés gratuitement, ne mettent point de retard à appeler l'homme de l'art, et, par cela même, accroissent les chances d'une prompte guérison, tandis que, dans le cas contraire, l'habitant pauvre des campagnes, ayant à craindre des frais de traitement, ne réclame qu'à l'extrémité les secours de la médecine, qui deviennent, alors, trop souvent inutiles.

Puissent les médecins cantonaux, si empressés, généralement, de se dévouer à une mission honorable de bienfaisance, se multiplier en France, et qu'un jour, enfin, aucune créature humaine n'ait à craindre d'être abandonnée, dans sa pauvreté, par l'art qui, s'il ne peut pas toujours guérir, sert du moins à relever le courage abattu et à calmer les douleurs corporelles (11)!

C'est pour multiplier les consolations de l'humanité souffrante, et suppléer le médecin absent, dans les accidents subits et imprévus, que j'ai rédigé, il y a déjà plusieurs années, à la demande d'un grand nombre d'ecclésiastiques, de dames de charité, de chefs de pensionnats et de manufactures, le *Guide médical des curés*, etc. (*), qui met toute personne intelligente dans le cas de porter, *utilement*, les premiers secours à tout blessé, à tout malade attaqué brusquement, et cela en l'absence du médecin et en l'*attendant* (12).

Quant à l'instruction, mère féconde de toute amélioration sociale, jamais l'opinion publique ni l'esprit de notre gouvernement ne lui ont été plus favorables. Elle a fait de grands progrès depuis trente ans, et nous avons lieu d'espérer que, sans avoir besoin de lois obligatoires, elle s'étendra à toutes les classes de la nation française, avant la fin de ce siècle (13).

On doit encore au zélé statisticien qui a recherché le chiffre de la vie moyenne dans tous les départements de l'empire l'appréciation des progrès de l'instruction dans les masses populaires. M. Guillard a trouvé cette appréciation dans la

(*) 1 vol., chez Hachette, libraire, Paris, rue Pierre-Sarrazin, 18.

comparaison qu'il a faite, à diverses époques, des tableaux publiés par le ministre de la guerre où se trouve indiqué le nombre des conscrits illettrés. Il résulte de cette comparaison qu'en 1827, où l'on examina, pour la première fois, les jeunes gens qui se présentaient au tirage, on constata qu'il y en avait, en moyenne, pour toute la France, 577 sur 1,000 qui ne savaient pas lire. Dans la période de 1831 à 1835, il n'y en avait plus que 480; il en restait 400 dans la période de 1841 à 1845, 350 en 1851; enfin, en 1859, il ne s'en trouvait plus d'illettrés que 260 sur 1,000. La proportion a encore diminué en 1860 ainsi qu'en 1861, et l'on m'a fait remarquer, au ministère de la guerre, que le nombre des illettrés était encore moindre que celui porté sur les tableaux officiels, attendu que beaucoup de jeunes gens appelés par le sort au recrutement de l'armée font de fausses déclarations en se disant illettrés, dans la crainte d'être retenus, de préférence, pour le service militaire.

Il y a, dans les régiments, des écoles d'instruction où le soldat peut apprendre à lire, à écrire et à calculer, s'il le désire, mais il n'y a rien d'obligatoire.

Néanmoins beaucoup de nos soldats en ont profité dans ces dernières années, et, d'après les renseignements qui m'ont été donnés dans les bureaux de la guerre, j'ai la satisfaction d'annoncer que les sujets qui ont profité de l'instruction régimentaire, en 1860, sont au nombre de 92,371. En 1839, on n'en comptait que 89,886; il y a donc progression, ce qui est de bon augure pour l'avenir (14).

Il est donc probable que, sans avoir recours à une mesure de contrainte, il restera peu de familles en France, à la fin de ce siècle, où n'ait point pénétré l'instruction primaire; dès lors il deviendra honteux d'appartenir à la misérable classe des illettrés, et l'amour-propre, si développé dans notre patrie, achèvera bientôt cette révolution salutaire à laquelle prend tant d'intérêt le gouvernement de l'empereur, et que favorise de tous ses efforts le zélé ministre actuel de l'instruction publique (15).

Les journaux *illustrés*, si répandus aujourd'hui, accéléreront très-certainement cette heureuse révolution, car ils ont un très-grand attrait pour la classe ouvrière des deux sexes, et pour les enfants dont ils excitent vivement la curiosité.

Ces livres d'*images* qui font la récréation de la jeunesse et même de tous les âges réalisent complétement la pensée d'Horace qui, il y a près de deux mille ans, recommandait de frapper les yeux plus encore que l'oreille, pour fixer plus fortement l'attention :

> Segnius irritant animos demissa per aurem
> Quam quæ sunt oculis subjecta fidelibus.
>
> *De arte poetica*, v. 180 (*).

C'est un avantage qui donne plus de prix encore aux arts du dessin, de la peinture, de la sculpture et de la photographie, cette découverte nouvelle qui est devenue si populaire et se prête, avec si peu de frais, à une foule de représentations instructives (16).

A quelle époque de l'histoire, le vrai philanthrope, celui qui s'intéresse le plus à l'amélioration du sort de l'espèce humaine sous le rapport matériel, moral et intellectuel, qui en a fait non-seulement l'objet de ses vœux, mais le but constant de ses études, a-t-il dû remercier et bénir le plus

(*) Ce qu'on expose à la vue fait plus d'impression que ce qu'on apprend par la lecture ou par un récit.

la Providence, pour l'avoir rendu témoin de tant de progrès accomplis; et dans quel siècle a-t-il eu le plus de motifs raisonnables pour désirer la prolongation de sa vie, qu'en ce temps de prodiges où, chaque année et, pour ainsi dire, chaque jour, de nombreux observateurs répandus dans les deux mondes, pleins de zèle pour l'avancement des sciences, inspirés par d'habiles inductions ou servis par d'heureux hasards, soulèvent de plus en plus le voile sous lequel la nature a caché si longtemps ses lois et ses secrets?

A quelle époque le génie de l'homme a-t-il opéré plus de merveilles qu'à celle où nous avons le bonheur de vivre?

Il peut regarder, désormais, le globe terrestre comme son domaine; il en a découvert les principales contrées et trouvé le moyen de les parcourir en triomphant des obstacles que la nature paraissait lui opposer. Les mers qui semblaient être les plus insurmontables sont devenues, au contraire, pour lui, les voies de communication les plus faciles, les plus promptes et les plus économiques, et, afin de mieux en profiter, il coupe les isthmes qui les séparent pour les transformer en canaux navigables (17). Rencontre-t-il des montagnes, il les perce à leur base par des *tunnels*, et parvient même à traverser les précipices et les vallons sur des ponts suspendus ou par des *viaducs*.

La vapeur, cet agent puissant que l'homme fait aujourd'hui servir à ses besoins, lui rend possibles les entreprises les plus hardies. C'est par son moyen qu'il peut soulever des poids immenses, comme toute la population de Paris en a été témoin lors de l'érection de l'obélisque de Luxor sur la place de la Concorde. Bientôt nous verrons cette puissance prodigieuse, mise au service de l'agriculture, faire mouvoir, dans nos campagnes, la charrue, les machines à semer, à faucher, à moissonner, comme elle meut déjà la machine à battre les grains qui, naguère, quand on les battait au fléau, prenaient tant de temps et coûtaient tant d'efforts musculaires aux cultivateurs (18).

Combien de maladies seront épargnées aux ouvriers des campagnes par l'expédition prompte de leurs travaux les plus fatigants, tels que ceux des labours, des fauchaisons et surtout des moissons! N'étant plus si pressés par le temps, ils pourront choisir les jours les plus favorables pour les opérations agricoles, et se soustraire mieux à l'intempérie des saisons qui fait tant de victimes dans cette classe intéressante, y rend la mortalité si grande et la vie moyenne si courte !

Abréger les rudes travaux des champs et les rendre moins nuisibles à la santé, n'est-ce pas encore remédier au défaut de bras dont l'agriculture se plaint, en ce moment, en France? Peut-être, une production plus abondante, moins chargée de frais et de peines, pourra-t-elle, en améliorant la condition du laboureur, lui permettre d'élever le salaire de l'ouvrier et de le retenir à la ferme où, d'ailleurs, son travail exigera, pour l'emploi des machines, plus d'intelligence que de force corporelle?

Quoi qu'il en soit, la vapeur qui épargne à l'homme tant d'efforts musculaires, qui lui fait gagner, en locomotion, tant de temps en abrégeant les espaces à parcourir, n'allonge-t-elle pas réellement sa vie, en lui fournissant plus d'étendue et en lui procurant plus d'occasions de se mouvoir et de se sentir?

Ne fournit-elle pas déjà à l'homme la facilité de changer de climat à volonté, de conquérir, en vingt-quatre heures, 8 degrés de latitude, soit au nord, soit au midi, selon son goût ou le besoin de sa santé (19)? Quel immense avantage pour la classe aisée, qui peut ainsi se soustraire à l'excès du froid et de la chaleur, ou poursuivre, dans des voyages scientifiques, un but encore plus élevé!

Quant à l'électricité que l'homme a su prendre, depuis peu d'années, pour sa rapide et fidèle messagère, qui, dans quelques minutes, peut faire voler sa pensée écrite, d'une extrémité de la terre à l'autre, même à travers les mers que cet agent subtil traverse aujourd'hui, en suivant des câbles qui forment, au fond de leurs bassins, des réseaux, comme les chemins de fer en présentent sur la terre, cette électricité, dis-je, est destinée à réaliser une foule d'espérances qu'il est permis de concevoir à présent.

En attendant, nous pouvons déjà faire briller, dans nos fêtes, sa lumière vraiment *sidérale*, que l'œil a de la peine à fixer tant elle est éblouissante; mais on ne peut l'obtenir encore, d'une manière assez économique, pour l'employer à l'éclairage ordinaire. Des perfectionnements viendront, probablement, résoudre cette question d'une manière satisfaisante pour nous, comme celle de la chaleur électrique obtenue sans matières combustibles.

Ce dernier résultat serait un avantage immense pour l'homme qui, depuis une centaine d'années, a déjà remporté tant de triomphes sur cet agent mystérieux qui a tant épouvanté les générations passées, leur a donné de fausses idées de la divinité dont le tonnerre leur paraissait être la manifestation la plus effrayante, et qui éloignait de leur esprit toute pensée de justice, de bonté, d'amour et d'indulgence. De là, cette férocité de mœurs, ces lois de sang, ces sacrifices humains, ces supplices barbares, ces vengeances implacables d'hommes s'autorisant des passions qu'ils prêtaient à Dieu, et se faisant une gloire d'être les cruels exécuteurs de sa prétendue colère !

Voilà, pourtant, ce qu'un phénomène naturel, bien reconnu et facile à expliquer de nos jours, a fait naître, aux siècles d'ignorance, d'égarements dans l'imagination des hommes et ce qui a donné lieu à tant de regrettables superstitions !

La télégraphie électrique, qui fait un si grand honneur à ceux qui en ont eu la première idée, et qui a déjà rendu tant de services aux nations qui se sont approprié ce système, en rend un des plus remarquables et d'un genre tout nouveau, par son association avec la météorologie, science aussi très-récente et qui commence à porter ses fruits, à en juger par la réalisation, trop véritable, des prédictions faites, deux mois à l'avance, par **M. Mathieu de la Drôme**, qu'on ne saurait trop encourager à continuer ses importantes observations.

L'électricité, infiniment plus rapide, dans l'espace qu'elle parcourt, que les vents les plus impétueux, a inspiré l'heureuse idée de lui confier l'annonce de la naissance et de la direction des orages qui se forment soit sur mer, soit sur terre, afin que les localités placées sur cette direction puissent avoir le temps de prendre leurs mesures de salut.

Ce nouveau système de télégraphie électrique, que la France va, dit-on, bientôt adopter, est déjà organisé, et fonctionne, depuis le commencement de l'année dernière, en Angleterre, où il a rendu d'immenses services, et particulèrement dans la grande tempête du 19 octobre, laquelle a détruit une centaine de navires sur les côtes anglaises, où les avis n'ont pas eu le temps d'arriver assez tôt, mais où ces mêmes avis, transmis dès le 18, dans les autres ports d'Angleterre, ont sauvé du naufrage huit ou neuf cents bâtiments, selon le témoignage du *Times*.

Indépendamment des merveilleuses applications que le génie de l'homme a su faire de l'électricité, et dont je viens de rappeler les principales, il me reste à signaler les puissants secours qu'elle prête, de nos jours, à la Thérapeutique, c'est-à-dire au traitement, soit préservatif, soit curatif, de plusieurs maladies.

Dans la dernière moitié du siècle précédent, le docteur Mauduyt, membre distingué de la Société royale de médecine, avait déjà employé, avec succès, l'électricité dans certains cas, et moi-même, sur ses indications, j'en ai obtenu d'heureux effets dans ma pratique; mais, aujourd'hui, l'électricité médicale a pris une très-grande importance en médecine, surtout depuis l'emploi de la pile de Volta, appareil portatif dont la brosse Volta-électrique du docteur Hoffmann, de Berlin, est une ingénieuse reproduction, sous une forme réduite à d'assez petites dimensions pour rendre cette brosse aussi portative qu'une trousse chirurgicale.

Elle me paraît appelée à rendre de très-grands services et à devenir bientôt d'un usage vulgaire à raison de la modicité de son prix et des bons résultats qu'elle promet.

L'usage de la brosse Volta-électrique n'est qu'une des applications les plus faciles de l'électricité qui, sous différents modes, commence à prendre une place importante dans le traitement de certaines maladies, et surtout des *Névralgies*, des *Paralysies incomplètes*, de la *Chlorose*, etc. (21).

Les sciences médicales, en effet, ne sont pas restées en arrière de l'impulsion donnée au perfectionnement de presque toutes les connaissances humaines.

Les progrès de ces sciences datent, particulièrement, de la création de la Société royale de médecine, dont les Vicq d'Azyr, les Hallé, les Thouret, les Mauduyt, les Fourcroy furent les membres les plus laborieux.

L'inoculation de la variole, importée d'Orient en Europe par lady Wortley-Montagu, vers le milieu du siècle dernier, fut vivement encouragée par cette illustre Société qui provoqua, de toutes parts, des topographies et des constitutions médicales, des observations météorologiques, fonda, par les soins de Vicq d'Azyr, l'anatomie comparée, et excita le zèle de tous les jeunes médecins de l'époque, qui commencèrent, dès lors, à cultiver plus généralement les sciences accessoires à la médecine, telles que la physique, la chimie et l'histoire naturelle.

L'esprit philosophique de Bacon de Vérulam était heureusement venu remplacer la manie de vouloir deviner la nature et d'imaginer des systèmes, au lieu de l'observer attentivement, comme on l'a fait depuis.

C'est sous l'influence de cet esprit que la Médecine et la Chirurgie, desormais réunies après une longue et déplorable séparation, ont fait tant de progrès.

Le plus grand est dû à Laënnec, qui, au moyen de l'*Auscultation médiate* dont il est l'illustre auteur, a fait un pas immense, comme l'a dit le judicieux et savant secrétaire perpétuel de l'Académie impériale de médecine, dans la connaissance des lésions si fréquentes et si variées des poumons et du cœur.

Ces dernières avaient été déjà l'objet des recherches du grand praticien Corvisart qui savait tirer parti de la *percussion* pour le diagnostic, suivant le procédé d'Avembrugger; mais, aidé de l'*auscultation*, le professeur Bouillaud est entré beaucoup plus avant dans la connaissance des maladies du cœur.

Grâce aux recherches de nos jours, l'histoire de l'*apoplexie* est très-avancée, et le docteur Rochoux a pu dire avec raison qu'il avait, le premier, prouvé que l'hémorragie du cerveau s'annonce par des symptômes qui, dans la très-grande majorité des cas, permettent de la reconnaître avec certitude. Il a établi, en même temps, que le *coup de sang* (congestion cérébrale), l'épanchement, soit aigu, soit chronique, de sérosité dans les ventricules du cerveau, le ramollissement de cet organe, l'*arachnitis*, et plusieurs affections chroniques de l'encéphale ou des méninges, pouvaient être reconnus pendant la vie et facilement distingués de l'apoplexie (*).

Prus a fait de l'apoplexie *méningée* l'objet d'un mémoire étendu.

Laënnec a établi les caractères de l'apoplexie *pulmonaire*, répandant ainsi beaucoup de lumières sur les crachements de sang, dont les

(*) Le docteur Rochoux a publié, pour la première fois, ses *Recherches* en 1814.

rapports avec la *tuberculation* des poumons ont été mieux déterminés.

Bayle, en 1820, a donné une description complète de la *méningite chronique* qui, suivant lui, cause un quart environ des aliénations mentales chez les hommes. Georget, Loyer Villermet, MM. Fabre, Dubois d'Amiens et Brachet de Lyon, ont tracé des histoires plus exactes de l'hypocondrie et de l'hystérie. Jolly a ajouté un grand nombre de faits nouveaux à l'histoire des névralgies (*).

C'est surtout dans l'ordre des hydropisies qu'il y a de nouveaux progrès scientifiques à signaler. Depuis le jour où Lowers, interceptant par une ligature le cours du sang dans les veines jugulaires d'un chien, découvrit uue suffusion séreuse dans la région correspondante, la loi générale des hydropisies a été découverte. Un obstacle apporté au cours du sang, soit dans la grande, soit dans la petite circulation, suffit pour produire les hydropisies, ce que le professeur Bouillaud a démontré dans son remarquable ouvrage intitulé, *De l'oblitération des veines et*

(*) Voir la *Bibliothèque médicale*, 1822.

de son influence sur la formation des hydropisies.

Le traitement des maladies mentales, singulièrement perfectionné par l'illustre Pinel et son célèbre élève, mon condisciple Esquirol, a fait succéder aux cachots hideux des siècles passés, d'élégants pavillons entourés de vastes jardins et pourvus de tous les accessoires que réclame une hygiène bien entendue, les distractions de l'horticulture et même l'exercice des arts d'agrément, sans négliger les secours d'une Thérapeutique éclairée et les soins de l'humanité la plus compatissante.

L'*albuminurie*, genre d'affection découvert récemment par le docteur anglais Bright, a été particulièrement étudiée en France par le professeur Rayer et par le docteur Martin Solon.

Une science nouvelle est venue coordonner les lésions organiques, c'est l'anatomie pathologique, dont les premiers fondements avaient été jetés en Italie, dans le siècle dernier, par le judicieux Morgagny, en France par Vicq d'Azyr, en Angleterre par J. Hunter, que le célèbre Bichat, enlevé, à trente-deux ans, aux sciences médicales, n'a pas eu le temps de cultiver, dont Broussais a fait sentir l'importance dans ses

Phlegmasies chroniques, mais qu'il était réservé aux savants professeurs Andral et Cruveilhier d'enrichir encore davantage et d'accroître l'utilité par leurs éminents travaux, auxquels l'infatigable Lobstein de Strasbourg a eu l'honneur d'associer les siens.

Si l'*Auscultation médiate* a été la plus grande découverte du siècle actuel, parmi les nombreux perfectionnements acquis à la médecine proprement dite, on peut affirmer que la *Lithotritie* est le plus grand progrès qu'ait fait l'art chirurgical, depuis Ambroise Paré jusqu'à nos jours; non pas, sans doute, par le caractère scientifique de cette découverte, comme le dit M. Dubois d'Amiens, mais par ce qu'il y a d'ingénieux dans ses procédés, et surtout d'heureux dans ses applications. Quelle différence n'y a-t-il pas, en effet, entre les opérations qui consistent à se frayer une voie sanglante pour aller chercher un calcul dans la vessie, et les procédés qui permettent de le réduire en fragments, et de le faire sortir par les voies naturelles? C'est donc là une immense découverte, et ceux qui ont su y attacher leur nom, tels que les docteurs Civiale, Le Roy d'Étioles, Amussat, Heurteloup, Rigal,

Prades, Tascher, etc., ont acquis des droits incontestables à la reconnaissance des hommes.

Il est permis d'espérer les résultats les plus avantageux de la *ténotomie*, dont Delpech et Dupuytren avaient donné la première idée, et que, longtemps avant les chirurgiens, les vétérinaires avaient connue et pratiquée avec succès.

Stromayer avait appelé de nouveau l'attention des praticiens français sur les *ténotomies*. Dès 1830, Dieffembach avait obtenu de nombreux succès dans la section *sous-cutanée* des tendons et des muscles, et Stromayer en avait fait des applications heureuses au *pied bot*.

Delpech avait, le premier, inventé un procédé particulier pour la section du *tendon d'Achille*. Le docteur Bouvier perfectionna le procédé, et, par cette section, redressa immédiatement, jusqu'à un certain point, le *pied équin*.

Le docteur Duval pratiqua, avec succès, cette opération. Le même, en 1837, fit la section des muscles du jarret, répétée par Bouvier en 1838. Cette même année, Jules Guérin a pratiqué un grand nombre de *sections tendineuses* dans presque toutes les régions du corps. Il appliqua la *ténotomie* et la *myotonie* au *torticolis*, à toutes les variétés du *pied bot*, aux luxations congénitales de la cuisse, aux déviations latérales de l'épine dorsale, et répéta, l'un des premiers, en France, l'opération du *strabisme*, imaginée par Stromayer, exécutée par Dieffembach et par un grand nombre de chirurgiens français.

Que de travaux n'ont pas été accomplis dans la classe, autrefois si obscure, des *tumeurs !* Dès l'année 1817, M. le professeur J. Cloquet, et, après lui, MM. Velpeau, Laugier, Malgaigne, ont éclairci cette partie de la pathologie externe.

Il y a un perfectionnement remarquable dans le traitement des plaies, des ulcères, des fractures et des luxations. Le pansement des fractures par le bandage *inamovible* doit être regardé comme un progrès considérable ; le célèbre Larrey en a fait, le premier, l'application. M. Velpeau avait, dès 1826, combiné ce bandage avec la compression. Bérard a eu l'idée de faire marcher les malades atteints de fractures à la jambe. M. Malgaigne a beaucoup fait pour ces cas et pour les luxations.

Bayle et Laënnec ont distingué, dans le cancer, différentes formes de tissus, le *squirreux*, l'*encéphaloïde*, le *colloïde*, le *mélanique*, et les chirurgiens établissent l'ordre de fréquence de ces diverses formes dans tous les organes de l'économie.

Gerdy, dans un *Mémoire* publié en 1836, a cherché à prouver que le cancer n'est qu'une dégénération fâcheuse et secondaire de certaines formations nouvelles, primitivement indolentes.

Lisfranc s'est avantageusement occupé des cancers sous le rapport pratique, et il s'est attaché à faire distinguer les cancers superficiels et les cancers profonds.

M. Velpeau, en s'occupant des tumeurs blanches, en a suivi le développement dans chaque tissu en particulier.

La chirurgie a pris une grande part dans tout ce qui concerne les hémorragies. Celles de l'utérus ont été l'objet des recherches fructueuses de MM. A. C. Baudelocque, Desormeaux et Paul Dubois.

On a cherché comment se fait l'oblitération des artères. La torsion a été pratiquée avec succès par Amussat.

M. Velpeau a successivement employé la torsion, le froissement et l'acuponcture. Quant aux varices, ce praticien a cherché à en obtenir la guérison par l'emploi des épingles, par la suture entortillée, et cette affection ne doit plus être considérée comme incurable.

Il était réservé à notre époque de distinguer les tumeurs *érectiles*, ainsi nommées par Dupuytren, des *fongus hœmatodes*, puis les diverses espèces, artérielles, veineuses, mixtes, etc., et d'indiquer à quelles opérations on peut recourir avant que d'en venir à l'amputation, telles que ligatures d'artères, destruction ou inflammation des vaisseaux qui les constituent, sétons, acuponcture multiple et prolongée, émissions sous-cutanées, injections irritantes, vaccination sur ces tumeurs et surtout cautérisation.

MM. Velpeau, Auguste Bérard, Jobert de Lamballe, se sont livrés à de nombreuses recherches sur le tissu érectile, et M. Jobert s'est attaché à démontrer la véritable nature des tumeurs hémorroïdales.

Roux s'est occupé, avec succès, du traitement des anévrismes, et a propagé parmi nous la méthode de Hunter.

L'un des grands progrès de la chirurgie contemporaine est d'être parvenue à guérir l'*anus contre nature*, dont la première idée appartient, suivant M. Laugier, à un praticien de Philadelphie, Shmalkadden, qui la réalisa en 1809. Dupuytren pratiqua cette opération en 1813, et de plus inventa l'*entérotome*.

L'adossement des membranes séreuses, qui joue un si grand rôle dans le traitement de l'*anus contre nature*, a été l'objet d'un mémoire intéressant dû à M. Jobert de Lamballe.

Les chirurgiens, moins préoccupés de la théorie de l'inflammation présentée par l'*École physiologique*, se sont mis, les premiers, à combattre les phlegmasies, tantôt par des moyens purement mécaniques, tantôt par des méthodes dites *substitutives*. Ainsi ils n'ont pas craint de porter le caustique au centre même des inflammations, de cautériser la conjonctive enflammée, les pustules de la variole, du *pemphigus*, du *zona*, etc.

M. Velpeau ayant démontré qu'à l'aide de l'alun en poudre et du nitrate d'argent, porté directement sur les inflammations *couenneuses*, on pouvait arrêter leur marche en quelques jours, les médecins, enhardis par cette expérience et éclairés par les recherches de Bretonneau sur la

Diphthérite, dont M. Trousseau a indiqué les différentes formes, ainsi que par l'ouvrage du docteur Brichetau sur le *croup* et l'*angine couenneuse*, ont eu plus de succès dans le traitement de ces terribles maladies, où M. Trousseau s'est distingué, surtout dans les cas extrêmes, par l'opération de la trachéotomie qui compte déjà un grand nombre de succès.

Les médecins et les chirurgiens contemporains ont fait des recherches importantes sur des inflammations à peine soupçonnées autrefois, telles que la *Phlébite* et l'*Angioleucite* (*) ; et ils profitent des lumières répandues par M. le docteur Alard sur l'inflammation des vaisseaux absorbants dont on ne connaissait rien avant les travaux de ce praticien distingué.

Les maladies de l'utérus sont mieux connues et mieux traitées depuis le commencement du siècle, où Récamier et beaucoup d'autres ont remis en usage le *speculum uteri* perfectionné.

La chirurgie aujourd'hui remédie à certaines difformités du visage par diverses opérations

(*) Voir les travaux de Breschet sur la première, et ceux de M. Velpeau sur la deuxième, dans les *Archives de médecine*, tomes VIII et X, 1835.

connues sous les noms de *rhinoplastie, chéiloplastie, génoplastie*, etc.

Blandin a eu l'heureuse idée de recourir à l'*autoplastie*, dans le but de prévenir les récidives de certaines affections cancéreuses.

Le même opérateur s'est distingué, ainsi que le professeur Malgaigne, dans l'art de remédier au bec de lièvre.

La chirurgie réparatrice a obtenu un nouveau succès par la *staphyloraphie*, opération à laquelle le professeur Roux a laissé son nom attaché, l'ayant imaginée et pratiquée le premier.

Tels sont les principaux perfectionnements qu'a reçus la médecine opératoire, depuis le commencement de ce siècle. Mais quel triomphe pour elle de pouvoir s'exercer, de nos jours, sans inspirer le moindre effroi, sans porter le moindre trouble dans l'imagination, ce qui compromettait souvent le succès des moindres opérations sanglantes, par l'effet des préoccupations mentales !

Depuis une quinzaine d'années, la découverte aussi heureuse qu'imprévue des *anesthésiques* paraît avoir mis le sceau à tous les prodiges accomplis dans notre siècle.

Ces agents admirables, en effet, donnent à

notre art le pouvoir merveilleux de soustraire l'espèce humaine à la douleur qui semblait être inhérente à sa nature, à sa destinée, qu'on regardait, depuis l'origine du monde, comme un legs héréditaire que chacun devait recevoir à sa naissance.

On ne s'étonnera pas d'entendre un médecin qui a passé soixante-dix ans de sa vie au milieu des souffrances de ses semblables, qui a pratiqué et vu pratiquer les opérations les plus graves, à la douleur desquelles succombaient souvent sur le coup, ou peu de temps après, les hommes les plus courageux, les femmes les plus patientes; on ne s'étonnera pas, dis-je, de l'entendre proclamer la découverte des *anesthésiques*, comme la plus précieuse que l'on ait jamais faite. Depuis cette immortelle époque, on n'entend plus de cris durant les opérations les plus prolongées; plus d'appareil effrayant ne vient frapper les yeux; on n'est plus obligé de contenir le patient par des liens ou par des aides vigoureux; on l'endort doucement, et l'on prolonge son sommeil aussi longtemps que la nécessité l'exige, en observant les règles et les précautions que l'expérience a prescrites pour que l'anesthésie ne soit point poussée à un degré capable d'inspirer des craintes (22).

C'est pendant cette insensibilité complète du sujet, que l'homme de l'art, qui n'est plus troublé ni par les cris, ni par les mouvements du patient, porte sur lui le fer, avec autant de sécurité et de sang-froid que sur un cadavre; et, quand tout est terminé, l'opéré se réveille sans se rappeler la moindre souffrance éprouvée!

Jamais, je le repète, l'art n'avait obtenu un triomphe pareil à celui qu'il remporte aujourd'hui jusque dans le travail de l'enfantement.

On fait des tentatives pour obtenir une *anesthésie locale*, mais, jusqu'à présent, elle s'est bornée aux téguments sans atteindre les tissus sous-jacents, ce qui a déjà un certain avantage dans les opérations qui n'intéressent que la peau.

Bien avant la découverte des *anesthésiques*, j'avais obtenu l'insensibilité de cette partie du corps, dans les brûlures, au moyen de l'eau froide maintenue au degré de la glace fondante, et appliquée assez longtemps pour que la douleur, qui cesse tout de suite par ce contact, ne se réveille point quand on suspend l'usage de l'eau glaciale, ce qui a exigé, quelquefois, neuf ou dix heures. Mais quel triomphe, pour l'art, de voir les brûlures les plus étendues permettre le sommeil après quelques heures de ce traitement qui, jusqu'à présent, m'a toujours réussi, sans toutefois empêcher la formation des escarres et la suppuration consécutive, quand la brûlure a été profonde.

Un traitement semblable et prolongé est préconisé par M. le docteur Baudens pour la guérison des entorses, ainsi que pour favoriser la réduction de certaines hernies étranglées.

Les maladies de la peau, mieux étudiées depuis le commencement de ce siècle, et mieux distinguées entre elles, cèdent plus facilement qu'autrefois aux méthodes curatives perfectionnées.

Mais c'est dans le traitement de la *gale* qu'un grand progrès s'est opéré, de nos jours, à l'hôpital Saint-Louis. Le traitement institué par M. Bazin n'exigeait que trois jours pour la guérison de cette maladie, et n'a compté que six insuccès sur six cents malades qui l'ont subi : c'était déjà un grand avantage ; mais M. Hardy, successeur de M. Bazin, est parvenu à tuer, en deux heures, les *acarus* producteurs de la *gale*, par des frictions générales de savon noir, suivies d'un bain, puis d'une friction générale d'une demi-heure avec la pommade d'Helmerich sur toute la surface du corps; après quoi, la maladie est guérie (*).

Dans notre siècle, l'anatomie humaine et comparée ont fait de grands progrès, grâce aux beaux travaux de Bichat, de Cuvier, de Duméril, de Blainville, etc. Il en a été de même de la physiologie, qui doit tant d'importantes découvertes à Bichat, à Ch. Bell, à Magendie et à M. Flourens, qui a l'honneur insigne d'avoir, le premier, déterminé, dans l'encéphale, le siége précis de l'intelligence et de la volonté, celui de la coordination des mouvements de locomotion, et celui du point ou *nœud vital,* qu'il suffit de détruire pour éteindre à l'instant la vie.

Les *vivisections* enrichissent, chaque jour, la physiologie, par l'art avec lequel elles sont pratiquées par le professeur Cl. Bernard, successeur de Magendie, et qui a déjà rempli plusieurs volumes de ses ingénieuses découvertes.

Les pièces artificielles d'anatomie imaginées

(*) Cette pommade est composée de soufre sublimé 200 grammes, sous-carbonate de potasse 100 grammes, axonge 300 grammes.

par M. Auzoux (*), et les magnifiques planches coloriées de M. Bourgery, ainsi que les reproductions en cire qu'on admire dans les collections de la Faculté de Médecine et au musée Dupuytren, permettent aux gens du monde, aux personnes les plus impressionnables, de voir, sans répugnance, la structure intérieure du corps humain, et de palper, dans le cabinet de M. Auzoux, les organes les plus curieux, les plus intéressants de la vie, sans que la vue ou l'odorat puisse en être blessé : progrès immense pour l'instruction publique et qui rend déjà des services importants, même aux médecins qui ont complété leurs études, mais qui, se trouvant éloignés des amphithéâtres et des musées, ont quelquefois besoin de revoir certains appareils organiques, pour opérer avec plus de précision.

Les études anatomiques sont, maintenant, rendues plus faciles par les procédés si simples au moyen desquels on peut conserver, soit indéfiniment, soit pendant plusieurs mois, des pièces anatomiques ou même des cadavres en-

(*) Le docteur Auzoux vient de reprendre ses cours publics, qui ont lieu chez lui, tous les dimanches, à 11 heures.

tiers, en les traitant par la méthode du docteur Gannal.

Ce résultat a paru si recommandable à l'Institut, sous plusieurs rapports, qu'il a cru devoir récompenser M. Gannal, en 1837, par un des prix de la fondation Montyon, destinés à l'encouragement des procédés propres à diminuer l'insalubrité de certaines professions; et presque chaque année, depuis 1837, l'Académie des sciences est dans le cas de décerner quelques-uns de ces prix; nouveaux progrès acquis à l'hygiène, qui s'est enrichie aussi de plusieurs procédés de désinfection et de ventilation que j'ai remarqués, surtout, à l'hôpital de la Riboissière, et dont seront pourvus bientôt, sans doute, les autres hôpitaux de la capitale et des départements.

Nous devons à la pharmacie contemporaine, qui compte dans son sein d'excellents chimistes et de savants botanistes, un grand nombre de produits qui offrent de précieuses ressources à la Thérapeutique, laquelle s'enrichit, tous les jours, du fruit de leurs recherches.

C'est à eux que nous devons la découverte des divers alcaloïdes végétaux parmi lesquels se distinguent la *quinine*, la *cinchonine*, la *morphine*, la *nicotine*, la *daturine*, l'*aconitine*, la *vératrine*, etc., dont la combinaison avec certains acides minéraux ou végétaux forme des sels neutres, tels que le *sulfate de quinine*, ce médicament si précieux, les *acétate*, *chlorhydrate*, *sulfate de morphine*, si fréquemment employés de nos jours, etc.

Mais une des substances narcotiques les plus importantes, et qui deviendra, probablement, la plus usuelle, c'est l'opium indigène retiré du pavot à fleurs pourpres, par M. Aubergier, pharmacien à Clermont-Ferrand, qui cultive en grand ce pavot, dont le suc laiteux lui fournit un opium toujours identique, assez régulièrement riche en *morphine* de 10 pour 100, tandis que celui qui nous arrive du Levant, presque toujours falsifié, présente (ce qu'on ignorait avant les travaux de M. Aubergier) des variations comprises dans les limites effrayantes de 2 à 15 pour 100 de *morphine*, variations de nature à ôter toute sécurité aux médecins qui le prescrivent.

Afin de faire mieux distinguer le produit médicamenteux qu'il obtient, M. Aubergier lui a donné le nom d'*Affium*, ancien et véritable nom de l'opium oriental.

Pour tous ses usages à l'intérieur, l'*affium*, réduit en pilules de 1 centigramme contenant 2 milligrammes de *morphine*, prévient toute espèce d'erreur dans son administration. Deux ou trois pilules suffisent, presque toujours, pour déterminer le sommeil. Elles se dissolvent facilement dans l'eau. On peut compter exactement le nombre que l'on en met dans une potion, dans un lavement, et l'on n'a plus à craindre ces erreurs, trop fréquentes autrefois, de gouttes et de grains.

L'opium indigène de M. Aubergier est certainement, avec le *sulfate de quinine*, la plus importante découverte de la pharmacie dans ce siècle.

On doit au même savant la préparation du *Lactucarium*, autre calmant très-précieux, en ce qu'il ne détermine aucune réaction dans la circulation du sang, et qu'il peut être utilement employé, comme sédatif, dans les fièvres continues et les phlegmasies.

Après ces nouveaux et utiles remèdes, je dois nommer l'*iode*, découvert par Courtois, et introduit dans la Thérapeutique par le docteur Coindet, de Genève, où il l'employait à la guérison du goître, mais qui a pris, dans ces derniers temps, une place plus importante, par son utilité manifeste dans diverses affections du système lymphatique ou glanduleux, et comme remplissant d'autres indications quand on le combine avec le fer, le mercure, le sodium, le potassium, etc.

L'huile de foie de morue, médicament en quelque sorte alimentaire (car on l'emploie, dans certains pays, à l'engraissement du bétail), est, de nos jours, un remède devenu populaire dans les affections rachitiques, tuberculeuses, strumeuses, etc.

On a fait subir au fer, comme agent thérapeutique, différentes modifications fort utiles à la médecine. Sa combinaison avec l'*iode* en fait un médicament très-précieux dans les affections lymphatiques. L'*hydrate de peroxyde de fer* est le remède le plus efficace dans l'empoisonnement par l'arsenic, surtout quand cet *hydrate* est récemment préparé et qu'on peut le faire prendre sans délais et à grande dose.

Le *lactate*, le *perchlorure*, le *carbonate*, le

valérianate, le *phosphate de fer* sont de bonnes préparations; et surtout le *fer réduit par l'hydrogène*, dû à M. Quevenne, et qui réunit une grande activité à une complète insipidité.

Le *Tartre stibié* employé à forte dose, comme contre-stimulant, selon la méthode de Rasori, a été administré avec succès, en France, par de grands praticiens, dans la pneumonie et le rhumatisme articulaire aigu.

Le *seigle ergoté* et l'*ergotine*, de M. Bonjean, pharmacien à Chambéry, sont fréquemment employés dans la pratique des accouchements, où le chloroforme joue, maintenant, un rôle admirable, principalement en Angleterre.

L'huile de *croton tiglium*, à la dose d'une goutte, dans une tasse de bouillon, est un purgatif qui m'a toujours réussi chez les adultes robustes et disposés aux congestions cérébrales; elle m'a rendu de grands services dans l'apoplexie et la paralysie, où j'en administrais deux ou trois gouttes dans un lavement d'eau de savon; mais c'est moi-même qui dosais le remède, car il demande une circonspection extrême dans son usage.

Appliquée à l'extérieur, l'huile de *croton tiglium*

produit, dans peu de temps, une rubéfaction révulsive dont on peut obtenir de bons résultats.

Le *citrate de magnésie*, avec lequel M. Rogé, pharmacien, prépare une limonade purgative très-agréable, est une acquisition utile faite par la Thérapeutique dans ces dernières années.

On pardonnera, peut-être, à un médecin, la longue, quoique incomplète énumération des progrès accomplis dans les diverses branches des sciences médicales, depuis la dernière moitié du XVIIIe siècle jusqu'à ce jour, puisque c'est, en partie, sur ces progrès, comme sur ceux de l'instruction et de l'aisance, que je compte pour la prolongation de la vie moyenne, dont le chiffre dépassera, probablement, à la fin de ce siècle, mes plus douces espérances.

Qu'on ne croie pas, toutefois, que le but unique de mes vœux soit d'amener tous les hommes aux dernières limites de l'âge que comporte notre nature ; ce serait, pour beaucoup d'entre eux, un triste avantage que d'y arriver accablés d'infirmités. On ne doit désirer à l'espèce humaine que la prolongation d'une existence accompagnée, tout à la fois, de la santé du corps et de celle de l'esprit, *mens sana in corpore sano ;*

car, ainsi que l'a dit très-bien le poëte latin Martial :

Non est vivere, sed valere vita.

Ce n'est pas le tout que de vivre, l'essentiel est de se bien porter.

Les centenaires qui ont conservé leurs facultés physiques et intellectuelles ont toujours été et seront toujours des objets de respect et d'admiration pour les générations qui les possèdent ou qui les suivent; mais ce qui constituera, dans tous les temps, la puissance morale et le principal honneur des nations, ce sera le grand nombre d'illustres vieillards qu'elles compteront dans les conseils des gouvernements, dans le sanctuaire de la justice et des lois, dans celui des sciences, et dans toutes les carrières sociales.

Fertiliser, embellir la terre, faciliter la communication des peuples entre eux, remédier, autant que possible, à l'insalubrité de certaines contrées, mais surtout améliorer, tant au physique qu'au moral, le sort de la grande famille humaine, quelles que soient les races si diverses qui la composent, me paraît être, ici-bas, le devoir de l'homme civilisé, le but qu'il doit se proposer et vers lequel tout individu peut faire au moins un pas, dans quelque condition qu'il soit placé.

Les peuples les plus éclairés de l'Europe et les plus avancés dans les arts ne tarderont pas, s'ils peuvent rester unis et déposer toute jalousie nationale, à exercer la plus heureuse influence sur toutes les parties habitées du monde. Oui, l'homme civilisé deviendra, un jour, le maître de la terre, mais, au nom de la justice éternelle et de l'humanité, qu'il n'en soit jamais le tyran, et que, suivant une voie différente de celle qu'ont suivie ses ancêtres, il borne sa puissance et sa gloire à être le bras de Dieu, l'instrument de sa bienfaisance, son collaborateur, si l'on peut risquer cette ambitieuse dénomination, pour faire régner sur le globe entier la paix et le bonheur.

Santé, instruction, moralité, amour du travail, fraternité, modeste aisance, douce patrie, tempérance et longévité, voilà ce que je souhaite à l'espèce humaine; telle est l'espérance que nourrit ma vieillesse, et qui la rend heureuse (23)!

NOTES.

NOTES.

Note 1.

La durée totale de la vie, dit M. Flourens, dans son ouvrage intitulé, *De la longévité hnmaine et de la quantité de vie sur le globe* (*) peut se mesurer en quelque façon, par celle du temps de l'accroissement, et Buffon a posé le vrai problème physiologique de la longévité. Il s'agit de savoir combien de fois la durée de l'accroissement se trouve comprise dans la durée de la vie.

Une seule chose manquait à Buffon, c'était d'avoir connu le signe certain qui marque le terme de l'accroissement. M. Flourens a trouvé ce signe dans la réunion des os à leurs épiphyses. Tant que cette réunion n'est pas opérée, l'animal croît. C'est, en général, à huit ans qu'elle s'accomplit dans le chameau, qui vit quarante ans ; à cinq ans, dans le cheval, qui vit vingt-

(*) Paris, 1855, 1 vol. grand in-12, Garnier frères.

cinq ans ; à quatre ans, dans le lion, qui vit vingt ans ; à deux ans, dans le chien, qui vit dix ans.

Pour l'homme qui ne meurt pas d'accident, dont la vie normale est de quatre-vingt-dix à cent ans et dont l'accroissement est ordinairement de vingt ans, le rapport réel de cette période à la durée de son existence est de cinq ou à peu près, dit M. Flourens.

« Nous avons donc enfin, dit notre grand physiologiste, un caractère précis qui donne, d'une manière sûre, la durée de l'accroissement, et, par cette durée, celle de la vie. »

La durée de l'accroissement est donnée aussi, ajoute M. Flourens, par celle de la gestation, et celle-ci est proportionnée à la grandeur de la taille. La gestation du lapin est de trente jours, celle de l'homme est de neuf mois, celle de l'éléphant de vingt, et l'éléphant vit au moins deux cents ans.

Tout, dans l'économie animale est donc soumis à des lois fixes, mais l'homme s'est fait un genre de vie artificiel où le moral est plus souvent malade que le physique.

Quant aux exemples de *vie extrême*, Haller en cite deux, mais très-authentiques, l'un de cent cinquante-deux ans et l'autre de cent soixante-neuf. Le premier est relatif à Thomas Parr, qui aurait pu vivre davantage sans son voyage à Londres, où ses habitudes alimentaires éprouvèrent un grand changement. Le célèbre Harvey, qui en fit l'autopsie, trouva les viscères parfaitement sains, et les cartilages des côtes n'étaient pas ossifiés, etc.; *il était donc mort d'accident*. Haller en conclut que l'homme doit être placé parmi les mammifères qui vivent le plus longtemps, et guère moins de deux siècles.

Buffon raconte l'histoire d'un cheval qui a vécu cinquante ans, d'une manière authentique ; le chameau peut vivre jusqu'à cent ans, selon Aristote ; le lion, soixante ans, comme l'a vu Haller. M. Flourens trouve plusieurs exemples de chiens qui ont vécu de vingt à vingt-quatre ans, de chats qui n'ont péri qu'à dix-huit ou vingt ans. M. Flourens, qui ne connaît, dit-il, rien de certain sur la vie des autres classes animales, juge, par analogie, qu'il doit se trouver dans toutes les espèces, et par conséquent dans l'espèce humaine, quelques individus dont la vie se prolonge au double de la vie ordinaire. « Ce sont, dit-il, les gros lots, dans la loterie universelle de la vie ; néanmoins ils suffisent pour donner aux vieillards même les plus âgés l'espérance d'un âge encore plus grand. »

Le célèbre Haller, comptait dans le dernier siècle, plus de mille centenaires au nombre desquels se trouvaient soixante-neuf personnes de cent dix à cent vingt ans, vingt-neuf de cent vingt à cent trente, et quinze de cent trente à cent cinquante.

Dans son intéressante galerie des *centenaires anciens et modernes* (*), M. Lejoncourt, chef de bureau au ministère de l'intérieur, a profité des facilités que lui donnait sa place, pour les recherches qu'il avait entrepris de faire. Il mentionne, dans cet ouvrage, toutes les personnes de l'âge de cent vingt ans et au-dessus,

(*) Elle a paru à Paris, en 1842, à la librairie administrative de Paul Dupont, rue de Grenelle-Saint-Honoré, 55, et chez l'auteur, rue de Sèvres-Saint-Germain, 91. 1 vol. in-8°.

qui sont mortes depuis un siècle seulement, et sur lesquelles il a pu se procurer des renseignements.

Cette liste comprend soixante-dix individus, dont cinquante-quatre hommes et seize femmes, et, parmi les centenaires âgés de cent vingt ans et au-dessus, on en compte quatorze de cent vingt ans, six de cent vingt et un, trois de cent vingt-trois, six de cent vingt-quatre, cinq de cent vingt-cinq, un de cent vingt-six, deux de cent vingt-sept, un de cent vingt-huit, quatre de cent trente, un de cent trente-trois, un de cent trente-quatre, un de cent trente-cinq, deux de cent trente-six, un de cent trente-sept, un de cent trente-huit, trois de cent quarante, un de cent quarante et un, un de cent quarante-deux, un de cent quarante-trois, un de cent quarante-quatre, deux de cent quarante-six, un de cent quarante-huit, un de cent quarante-neuf, deux de cent cinquante, un de cent cinquante-cinq, un de cent cinquante-six, un de cent cinquante-sept, un de cent cinquante-huit, deux de cent soixante, et enfin un de cent quatre-vingt-huit.

Dans ce dénombrement de M. Lejoncourt, la France compte seize individus de cent vingt à cent cinquante-huit ans, dont douze hommes et quatre femmes. La plus âgée de ces seize personnes est Marie Priou, de la Haute-Garonne, décédée, en 1838, aux environs de Sainte-Colombe en Languedoc, âgée de cent cinquante-huit ans. C'est l'exemple de la plus longue carrière observée en France jusqu'à ce jour.

On trouve dans le même ouvrage un état, par département, des centenaires, décédés en France, de 1821 jusqu'en 1837 inclusivement. Le total est de deux mille cent vingt-quatre, ce qui fait cent cinquante et un, année moyenne.

Divisé par la population de la France qui était, à l'époque où écrivait M. Lejoncourt, de trente-trois millions cinq cent quarante mille neuf cent dix individus, ce chiffre donne un centenaire sur deux cent vingt-deux mille cent vingt-cinq habitants.

Il résulte d'un dénombrement de vieillards décédés, en France, à l'âge de cent ans et au-dessus, dénombrement que je dois à l'obligeance de M. Legoyt, chef du bureau de statistique au ministère de l'agriculture, du commerce et des travaux publics, que de 1851 à 1857 inclusivement, on a compté en moyenne année, dans la population française, cent quinze décès de centenaires, parmi lesquels les femmes étaient en plus grand nombre que les hommes, dans la proportion de 73 pour 100, pour la population urbaine, et pour la population rurale de 57 pour 100. En réunissant ces deux groupes, il y a 61 femmes pour 100 et 39 hommes.

Note 2.

La confiance en certains médicaments, dans les préparations *aurifères* et particulièrement dans l'*or potable*, pour prolonger la vie, s'est soutenue jusque dans le XVIIIe siècle, où le fameux comte de Saint-Germain et Cagliostro passaient encore, dans la haute société, pour faire des miracles, en ce genre, au moyen de compositions secrètes.

Le lecteur pourra juger de l'enthousiasme des anciens *adeptes* par ces paroles du célèbre Hermès en parlant de son *élixir miraculeux :*

« Si tu prends, dit-il, de cet élixir, gros comme un grain de moutarde, pendant sept jours de suite, tes cheveux blancs tomberont, seront remplacés par des cheveux noirs, et tu deviendras robuste et jeune (*). »

L'or potable paraît avoir été fréquemment administré dans les quatre derniers siècles, et Helvétius en fait encore mention dans ses œuvres médicales (**).

De nos jours, l'or pur ou quelques-unes de ses combinaisons chimiques ont été employés par des médecins, au nombre desquels les docteurs Chrestien de Montpellier et Le Grand de Paris méritent particulièrement d'être cités.

Ce dernier convient que les préparations ferrugineuses se rapprochent beaucoup des médicaments *aurifères* par leurs propriétés médicinales, aveu consolant pour la classe pauvre qui, si elle est privée d'un remède *excitant* fort cher, se trouve du moins dédommagée, aujourd'hui, de cette privation par les nouvelles modifications qu'on a fait subir au fer, et qui ont enrichi la thérapeutique du *lactate de fer*, de l'*iodure de fer*, et de ce même métal réduit par l'hydrogène, auquel M. Quévenne a attaché son nom.

Que l'or et ses diverses préparations restent dans la matière médicale, pour répondre à la confiance de certains malades qui lui attribuent, d'après quelques traditions, des propriétés merveilleuses, le vrai méde-

(*) Philaletus, *De metallorum*, p. 712.

(**) Helvétius, Œuvres médicales, t. II.

cin n'y verra aucun inconvénient, car l'or a réellement des propriétés excitantes, et Orfila l'a vu devenir un poison irritant pour les petits animaux, ce qui prouve que ce métal ne doit être administré à l'homme qu'avec circonspection.

Quant aux vrais moyens de prolonger la vie humaine, il ne faut les chercher que dans une bonne hygiène appliquée tant au corps qu'à l'esprit, et dans l'exercice bien entendu de la médecine préservative et curative.

Note 3.

Comment un homme comme Platon n'avait-il pas remarqué que beaucoup de personnes infirmes ou d'une faible santé ont joui d'une grande intelligence et ont été, par leurs conseils, infiniment utiles soit aux leurs, soit à la chose publique?

Sans doute, les peuples guerriers avaient lieu de préférer la force corporelle à l'intelligence; mais chez les Grecs mêmes, du temps de Platon, on avait observé que la gymnastique des athlètes était nuisible au développement de l'esprit, à la stabilité même de la santé, et que ceux qui se livraient exclusivement à ce genre d'exercice avaient une vie de courte durée.

Le judicieux Hippocrate a, le premier, établi les véritables règles de la gymnastique utile ou *médicinale* dans ses ouvrages, et notamment dans ceux qui portent ces titres : *De motu et quiete; De natura hominis; De victus ratione in morbis acutis.*

Chez les anciens qui ont suivi les préceptes de ce

grand homme, la gymnastique, qui faisait la base de l'éducation nationale, n'avait pas pour unique objet d'augmenter la force du corps et de former des athlètes ; elle prévenait aussi les conséquences fâcheuses de l'oisiveté dans la jeunesse, donnait le change aux passions de cet âge, lui imprimait une activité salutaire et développait les plus nobles facultés de l'âme en rendant plus vigoureux tous les organes.

Les médecins regrettaient, depuis longtemps, que les modernes eussent renoncé à un plan d'éducation si cenforme au vœu de la nature ; aussi favorisent-ils de tous leurs efforts les tentatives que font, aujourd'hui, beaucoup d'instituteurs, pour revenir à ce système avec les modifications qu'exige l'état actuel des mœurs.

Il est certain que l'opinion publique est aujourd'hui plus éclairée sur ce point d'hygiène, de même que sur beaucoup d'autres, et qu'il y a déjà une amélioration sensible dans l'éducation physique des enfants et des jeunes gens. Mais ce n'est pas tout que de favoriser le développement des forces à l'époque de l'accroissement, il faut encore le soutenir dans l'âge mûr, et surtout à l'âge de retour et pendant la première période de la vieillesse, pour retarder les approches de la caducité et pour prolonger la vie dont le mouvement est l'élément principal.

J'ai visité, avec beaucoup d'intérêt, il y a quelques années, le gymnase que le colonel Amoros avait établi à Paris, dans la rue Jean-Goujon, et assisté à plusieurs des exercices auxquels se livraient ses nombreux élèves.

J'ai eu le plaisir de trouver, depuis cette époque, des

gymnases à peu près semblables, dans toutes les grandes villes de France où mes voyages m'ont conduit, et depuis mon retour dans la capitale je me suis réjoui de voir que ces établissements s'y étaient multipliés.

Parmi ceux qui me sont connus, je citerai le gymnase Triat, situé près des Champs-Élysées, et dans la rue de la Chaussée-d'Antin, 51. Le *Thermo-Gymnase* créé récemment par M. le docteur Braud, où l'*hydrothérapie* et l'*orthopédie* sont heureusement associées, quand les cas l'exigent, aux exercices du corps, et où les deux sexes sont admis à des heures différentes et soumis aux soins intelligents de madame et de monsieur Braud.

Qu'il serait à désirer que tous nos lycées, nos colléges et les pensionnats des deux sexes fussent pourvus, sur une échelle plus ou moins grande, de semblables établissements !

Puisque l'on souhaite généralement, en France, que la classe ouvrière soit détournée du cabaret, des maisons de débauche et de jeu clandestin, ne serait-il pas très-utile de lui offrir l'attrait du gymnase, à prix réduit pour les jours fériés, ou même gratis si la chose était possible? J'ai toujours regretté que les bibliothèques publiques lui fussent fermées, à Paris, ces jours-là.

NOTE 4.

Si la Grèce antique avait, pour la charmer, des orateurs, des poëtes qui ont conservé jusque dans l'âge le plus avancé le feu sacré du génie, tels qu'Isocrate, Anacréon, Sophocle, etc., n'avons-nous pas eu, dans les temps modernes, Fontenelle, dont les derniers éloges brillent encore par des pensées fines et des applications très-judicieuses; La Fontaine, dont les dernières fables, notamment celle dédiée à madame de la Sablière, renferment ces vers si touchants :

A qui donner le prix? au cœur, si l'on m'en croit.
Que n'ose et que ne peut l'amitié violente!
Cet autre sentiment que l'on appelle amour
Mérite moins d'honneur; cependant chaque jour
Je le célèbre et je le chante (*).

Tous les gens de goût conservent dans leur mémoire cette épître si remarquable que Voltaire, à l'âge de quatre-vingt-trois ans, adressa à Horace et qui commence ainsi :

Toujours ami des vers et du diable poussé,
Au rigoureux Boileau j'écrivis l'an passé.
. . . .
Je t'écris aujourd'hui, voluptueux Horace,
A toi qui respiras la mollesse et la grâce,
Qui, facile en tes vers et gai dans tes discours,
Chantas les doux loisirs, les vins et les amours;
Et qui connus si bien cette sagesse aimable
Que n'eut point de Quinaut le rival intraitable, etc.

Le galant Saint-Aulaire, devenu poëte à soixante ans, comme il le dit lui-même, n'a-t-il pas, à l'âge de près de cent ans, chez la duchesse du Maine, dans un jeu de société où l'on demandait à chacun son secret, adressé à cette dame spirituelle, qui insistait pour connaître celui du vieux poëte, cet impromptu si connu :

(*) Le Corbeau, la Gazelle, la Tortue et le Rat.

La divinité qui s'amuse
A me demander mon secret,
Si j'étais Apollon, ne serait pas ma muse ;
Elle serait Thétis, et le jour finirait ?

Parmi les vieillards nos contemporains qui ont conservé leur esprit et le goût des vers jusqu'à la fin de leur longue carrière, je n'aurais garde d'oublier l'abbé Morellet qui, chaque année, célébrait sa fête, au milieu de ses amis, par de gracieux couplets dont les derniers chantés par lui dans sa quatre-vingt-onzième année faisaient encore l'admiration de ses auditeurs.

Menacé de perdre la vue, l'aimable vieillard supposait que son malheur était consommé et le dépeignait dans un chant mélancolique et attendrissant qui n'a pas moins de 22 strophes dont je ne citerai que la première et la dernière.

Près de la fin d'une longue carrière,
Mes yeux au jour viennent de se voiler ;
C'est par des chants, comme le vieil Homère,
Qu'en mon malheur je puis me consoler.

. . . .

Puissent ainsi, par une douce pente,
Couler mes jours jusques à leur déclin,
Et l'amitié, de sa main complaisante,
Guider mes pas au reste du chemin.

Un vieillard non moins étonnant, le président Boyer de la cour de cassation, que nous avons perdu en 1853 à l'âge de quatre-vingt-dix-neuf ans, et qui avait l'habitude de célébrer, chaque année, l'anniversaire de sa naissance, au milieu de nombreux amis, leur récitait de mémoire, car il avait perdu la vue, leur récitait, dis-je, le 14 novembre 1852, à l'occasion de son entrée dans sa quatre-vingt-dix-neuvième année, une pièce de vers, intitulée *Mes dix-huit ans*, qui se termine par ces vers touchants :

Si mes yeux sont privés de contempler vos traits,
Votre voix que j'entends charme encore mon oreille ;
Votre main à la mienne exprimant son accord,
Au fil électrique pareille,
Du plaisir, dans mon cœur, fait mouvoir le ressort,
Et de la vie, en moi, tout l'instinct se réveille.
Ah ! ne croyez pas que jamais,
Par de vains et lâches souhaits,
J'aille au-devant de ce jour que j'ignore,
Ce jour qui doit rompre des nœuds si doux ;
Non, je veux vivre, amis, pour vous aimer encore,
Je veux vivre pour être encore aimé de vous.

Le centenaire d'Ornay (*), natif de Normandie, mon confrère à l'Académie des géorgophiles de Florence, et avec lequel j'ai eu l'honneur d'être en correspondance, répondit, à cent deux ans, au célèbre improvisateur Eugène de Pradel, qui le félicitait sur son âge et sur la conservation de son esprit aimable, par l'impromptu suivant :

Avant-hier j'avais cent deux ans,
Aujourd'hui je n'en ai que trente ;
De cette énigme embarrassante
Voici le mot et le vrai sens :

(*) Le lecteur trouvera, dans mon ouvrage intitulé, *Le Médecin de l'âge de retour et de la vieillesse*, dernière édition, Lagny frères, Paris, rue Cassette, 43, un extrait de la biographie de M. d'Ornay, quelques-unes de ses productions poétiques et la copie de la lettre que j'ai reçue de lui.

Un nouvel Amphion et ses enchantements,
Ou, si vous l'aimez mieux, Pradel et ses talents
Ont su me rajeunir, hélas ! pour peu d'instants !
Le charme va finir, mais mon âme enchantée
En gardera longtemps la précieuse idée.

Cet aimable vieillard vécut plus de trois ans après son entrevue avec Eugène de Pradel, composant encore des vers pleins de mélancolie, et s'éteignit brusquement, le 25 novembre 1834, âgé de cent cinq ans et trois mois.

Un vieillard contemporain plus étonnant encore, avec lequel j'ai eu beaucoup de relations, pendant la dernière année de sa vie, et à qui j'ai eu l'honneur d'être présenté par M. Lejoncourt, qui lui avait dédié sa *Galerie des Centenaires*, comme au doyen d'âge du peuple français, était M. Noël des Quersonnières, qui disait être né le 28 février 1728, à Valenciennes, département du Nord, où son père était conseiller du roi.

Il m'a été impossible de constater, d'une manière authentique, l'époque de sa naissance, les registres et toutes les archives de cette ville ayant été la proie des flammes dans le bombardement qu'elle a subi en 1793. Mais le caractère honorable, l'éducation distinguée de M. Noël des Quersonnières, son esprit élevé, les emplois importants qu'il a remplis, enfin les productions littéraires qu'il adressait aux plus hauts personnages et dans lesquelles il prenait le titre de centenaire, en se donnant plus de vingt-trois lustres, ne permettaient pas de soupçonuer sa bonne foi ; aussi n'ai-je pas craint de lui dédier, à l'exemple de M. Lejoncourt, la troisième édition de mon ouvrage intitulé, *Le Médecin de l'âge d retour et de la vieillesse*, etc.

Je conserve de M. des Quersonnières plusieurs lettre autographes, des morceaux de poésie et la copi également autographe des derniers vers qu'il a composés et qu'il a adressés, le 8 mai 1844, à ses compatriote qui l'avaient invité à un banquet présidé par M. Marti (du Nord), alors ministre de la justice, et ce banque réunissait un grand nombre de fonctionnaires publics des députés, des généraux, des savants et des artiste nés dans le même département que celui de M. de Quersonnières.

Les vers suivants de ce vieillard, écrits et signés pa lui, ont excité le plus vif enthousiasme dans cette nombreuse assemblée :

> Par les lois, par les arts, ou par la guerre illustres,
> Nobles enfants du Nord, aujourd'hui rassemblés,
> Si j'étais parmi vous, mes vœux seraient comblés!
> Peut-être croiriez-vous que plus de vingt-trois lustres
> Pourraient m'obtenir cet honneur?
> Je le devrais surtout à la Parque indulgente
> Qui file, en m'oubliant, d'une main négligente.
> A ce banquet, du moins, je m'unirai de cœur
> Pour appeler sur vous tous les bonheurs possibles,
> La paix de l'âme, la santé,
> Les jours sereins, les nuits paisibles,
> Et les plaisirs exempts de la satiété.

J'avoue qn'à la vue de cette pièce authentique, adressée aux plus illustres compatriotes de M. Noël des Quersonnières, je craindrais d'offenser sa mémoire en conservant le moindre doute sur sa véracité.

C'est dans les dernières années de sa vie que Buffon, mort à quatre-vingt-un ans, composa les *Epoques de la nature*, celui de ses ouvrages où son génie se montre dans toute sa puissance, où son style a encore plus de force, d'harmonie et d'entraînement.

On peut en dire autant de Bossuet, lorsqu'à la fin de ses jours il couronna sa carrière oratoire par la magnifique oraison funèbre du grand Condé.

Voilà comme il est bon de vieillir !

Note 5.

Personne n'a célébré la longévité avec autant d'enthousiasme que Louis Cornaro, ce noble vénitien qui naquit en 1540, vécut près d'un siècle, et, qui, à l'âge de quatre-vingt-trois ans, publia une première dissertation *sur la vie sobre et réglée.*

Dans cet écrit, il raconte à ses contemporains qu'adonné aux plaisirs et surtout à la bonne chère il perdit sa santé, devint sujet aux maux d'estomac, contracta la goutte et tomba dans un état de langueur qui, à l'âge de trente-cinq ans, faisait désespérer de sa guérison.

Ses médecins lui déclarèrent alors qu'il n'y avait de capable de le sauver que la vie sobre et réglée. Cornaro suivit leur avis, se mit à un régime très-sévère, eut soin de choisir à la campagne une habitation salubre, de se préserver du froid et de la trop grande chaleur, s'abstint d'exercices violents, renonça aux femmes, aux veilles, et s'efforça de modifier ses passions, car il était naturellement irascible, dit-il, et d'un tempérament bilieux.

Sa santé s'améliora tellement sous l'influence d'un semblable régime, qu'au bout d'un an il se porta mieux qu'il ne s'était jamais porté. Charmé de ce résultat, il résolut de se retrancher encore sous le rapport de la nourriture, et de ne prendre, par jour, que 12 onces d'aliments et 14 onces de vin. Ce régime uniforme lui avait procuré tant de vigueur, qu'il se rétablit promptement, dit-il, d'une chute de voiture dans laquelle il s'était démis une jambe, un bras, et s'était grièvement blessé à la tête, à l'âge de soixante et dix ans.

Quelques années après, on exigea qu'il mangeât davantage, et par condescendance il porta sa nourriture à 14 onces d'aliments, et sa boisson à 16. Cette augmentation lui fut nuisible, rapporte-t-il, car au bout de quelques jours il contracta des coliques et de la fièvre, ce qui le détermina à revenir à son premier régime; il avait alors soixante et dix-huit ans. Il attribue aux bons effets de ce régime, tant sur son état physique que sur son moral, le courage avec lequel il supporta la perte d'un procès important qui coûta la vie à un de ses frères et à un de ses parents, livrés l'un et l'autre à de fréquentes débauches qui avaient affaibli leur force morale.

Cornaro raconte tous ces détails dans un discours sur la vie sobre et réglée, qu'il rendit public à quatre-vingt-trois ans, et dans lequel il déclare la guerre à l'ivrognerie et à la gourmandise.

« Hélas ! s'écrie-t-il, les hommes qui se laissent séduire par le charme de la volupté, et qui se persuadent qu'il vaut mieux vivre dix ans de moins que de se contraindre et de se priver, ne connaissent pas le prix de dix années d'une vie saine, dans un âge où l'homme peut paraître véritablement homme par sa sagesse et sa conduite, et où il est en état de recueillir le fruit de ses études et de ses travaux. »

Cornaro s'adresse ensuite aux personnes qui croient que, passé soixante et dix ans, la vie n'est plus que langueur, infirmités, misères. Il se cite comme un exemple du contraire, donne l'emploi de son temps, parle de ses occupations, de ses plaisirs, et conjure tous les hommes de l'imiter pour l'amour d'eux-mêmes, et de mettre à profit un trésor de vie qui, étant ici-bas le plus précieux de tous les biens, mérite qu'on le cherche quand on ne l'a pas, et qu'on le conserve soigneusement quand on le possède.

Devant à une extrême sobriété le rétablissement de sa santé, il était naturel que Cornaro la regardât et la présentât comme un remède universel propre à prévenir toutes les maladies ; il croyait devoir vanter le régime dont il s'était si bien trouvé, parce qu'il était vaisemblablement affecté d'une de ces maladies des organes digestifs que Broussais désignait sous le nom de *gastrite chronique*, compliquée de la goutte, et peut-être de quelque lésion du foie ou d'autres viscères du bas-ventre. Le célèbre vieillard n'était pas médecin, mais il était philanthrope, et, pensant avoir trouvé le secret de la longévité, il s'empressait de le faire connaître à ses contemporains, et à la postérité qui doit lui en conserver de la reconnaissance.

Émerveillé de vivre et de se bien porter à l'âge de quatre-vingt-trois ans, il s'empressa de publier ses observations.

Un médecin qui est parvenu, sans infirmités, à quatre-vingt-six ans, presque sans soins, quoique né avec une organisation délicate, croit pouvoir offrir à ses contemporains un exemple non moins encourageant que celui du vieillard de Padoue, et sans avoir recours à un régime aussi sévère.

La sobriété est, en effet, une habitude louable, surtout à l'époque où le corps, ayant pris tout son développement, n'a plus qu'à se maintenir, en réparant les pertes journalières qu'il fait nécessairement. Mais, à l'âge où les forces vitales commencent à diminuer, on s'exposerait à en rendre l'extinction plus rapide, en portant la sobriété au delà du point où l'organisme, qui s'affaiblit, exige un certain degré de réparation journalière, pour conserver plus longtemps son activité. Cornaro était, bien certainement, dans des conditions particulières, à raison de ses maladies antérieures, pour qu'il se fût bien trouvé du régime rigoureux auquel il s'astreignit, systématiquement. pendant sa longue vieillesse. Mais son exemple ne serait pas toujours impunément imité par les individus qui parviennent à l'époque décroissante de la vie avec des organes digestifs en bon état, sans prédominance sanguine ou lymphatique, et sans prédisposition à quelque affection particulière.

La sobriété, d'ailleurs si utile dans les affections gastriques ou intestinales, dans la pléthore sanguine et les prédispositions aux congestions et aux hémorragies cérébrales, serait un préservatif insuffisant ou même nul des maladies des organes respiratoires, comme le catarrhe pulmonaire, la pleurésie, la pneumonie, auxquels les vieillards sont si exposés dans nos climats, et qui terminent la carrière du plus grand nombre d'entre eux. Mais Cornaro vivait sous le beau ciel et sous la température douce de la Vénétie, où ces affections sont beaucoup plus rares que chez nous, et, dans son enthousiasme pour la diète, il la croyait propre à prévenir toute espèce de maladies.

Ainsi, point d'exagération érigée en principe général. Suivons le précepte de la raison qui est aussi celui de la saine médecine; usons, n'abusons pas. Ménageons les forces de nos organes, sans les provoquer ni les exciter; ne leur demandons pas même tout ce qu'ils peuvent faire, mais restons en deçà de ce que nous pourrions en obtenir; ayons égard aux habitudes contractées dès longtemps, et, fussent-elles mauvaises, ne les supprimons que par degrés et avec circonspection.

Je mange un tiers de plus que Cornaro, et je pourrais manger le double sans en être incommodé, ce que je fais quelquefois impunément, pour apprécier mes forces digestives; mais, après une de ces épreuves, je reviens, dès le lendemain, à mon genre de vie ordinaire.

Quant au vin, j'en bois une fois moins que Cornaro, non par système, mais par goût, et un demi-litre d'eau que je mêle à mon vin complète ordinairement ma boisson de chaque jour.

J'ai le bonheur de n'avoir l'habitude ni du café ni

des liqueurs fortes qui, cependant, ne m'incommodent pas lorsque j'en prends par occasion. On voit que mon régime est loin d'être sévère, il n'est que raisonnable; mais, comme l'a dit notre la Fontaine :

> Rien de trop est un point
> Dont on parle sans cesse et qu'on n'observe point.

Note 6.

Avant le jour fatal où une voiture de place, conduite par un cocher novice, auquel, de son aveu, l'on avait confié, pour la première fois, le service d'une voiture à deux chevaux, et qui ne connaissait pas encore les règlements de police, m'eut lancé sur le pavé d'une rue étroite, où j'ai eu la cuisse cassée *au col du fémur;* avant, dis-je, ce jour fatal, 9 octobre 1860, j'étais exempt de toute infirmité, et quoique parvenu, sans beaucoup de soins, à ma quatre-vingt-quatrième année, je pouvais aller à pied me promener de Paris à Saint-Germain, en visitant en passant l'admirable *Asile* du Vésinet, ne profitant des voitures publiques que pour revenir de la terrasse de Saint-Germain à Paris, voyage que j'avais fait encore quelques semaines avant mon accident. Je n'avais donc jusque-là rien à envier à Cornaro, traversant presque chaque jour à pied toute la capitale, pour me rendre, des environs de la barrière Blanche, soit au jardin des Plantes, soit au collége de France, à la faculté des sciences, ou au Conservatoire des arts et métiers.

Je pouvais espérer d'offrir, pendant quelques années, 'autorité de mon exemple à l'appui des préceptes que je recommande aux vieillards, depuis 1836, dans l'ouvrage que je leur ai consacré.

Mais j'ai prévu, tout de suite, que la claudication à laquelle mon accident allait me condamner altérerait nécessairement une constitution originairement fort délicate, qui ne s'était fortifiée que par un exercice journalier, et des voyages entrepris dans l'intérêt des topographies médicales et des sciences naturelles dont l'étude a toujours eu pour moi beaucoup d'attrait.

Heureusement le fond de ma santé n'a pas été aussi dérangé que j'avais lieu de le craindre, par le repos forcé que mon accident a rendu nécessaire pendant une année presque entière. J'avais besoin de deux bâtons pour marcher, un seul me suffit aujourd'hui pour parcourir, dans la rue, une faible distance; mais les premiers pas que je fais sont toujours douloureux, et mes forces musculaires sont notablement diminuées.

Je trouve une grande consolation dans l'instruction progressive que je recommande si formellement aux vieillards qui ont cultivé leur intelligence, et je reconnais chaque jour davantage la vérité de cette observation du célèbre G. Cuvier : que le bonheur de l'étude est peut-être le seul qui ait ce privilége, de pouvoir tenir lieu de tous les autres.

J. J. Rousseau avait déjà peint, d'une manière admirable, « cet état simple et permanent qui n'a rien de vif en lui-même, mais dont la durée accroît le charme, au point d'y trouver enfin la suprême félicité. »

Note 7.

Je me plais à apprendre au public que les bibliothèques qui lui sont ouvertes comptent à Paris, depuis le premier tiers de ce siècle, presque autant de lecteurs d'un âge mûr et même avancé, que de jeunes gens.

Je trouve deux fois plus des uns et des autres, aujourd'hui, que je n'en rencontrais, il y a soixante-cinq ans, lorsque j'achevais mes études dans la capitale, et j'ai eu lieu de faire la même remarque en fréquentant les leçons qui se donnent soit au muséum d'histoire naturelle, soit au collége de France, soit au Conservatoire des arts et métiers, où j'aperçois souvent des dames et des auditeurs à cheveux blancs.

A la bibliothèque impériale, la salle de lecture offre trois cents chaises, et il m'arrive, quelquefois, de ne pas pouvoir en trouver une, lorsque j'y arrive après midi, et d'être alors obligé d'y travailler debout, dans l'embrasure d'une fenêtre. Au commencement du siècle je n'y voyais guère plus de cinquante à soixante personnes.

Près de deux cents villes de France ont, maintenant, des bibliothèques qui sont ouvertes au public : l'Algérie en possède déjà une.

Note 8.

C'est ainsi, sans doute, que vous avez goûté, jusqu'à la fin de votre utile carrière, les jouissances les plus délicates du cœur, généreux Monthyon, bienfaisant, Delessert, estimable la Rochefoucauld-Liancourt, et vous tous vertueux philanthropes qui avez, de vos épargnes, fondé des hospices, des maisons de retraite pour la vieillesse indigente, des asiles pour l'enfance, des crèches pour les nouveau-nés de la classe laborieuse, des sociétés de charité maternelle, de secours mutuels, des écoles gratuites, des fermes-modèles, des bibliothèques publiques, des bourses, des prix académiques, des pensions destinées aux jeunes gens dévorés de zèle pour l'étude des sciences, mais trop pauvres pour se livrer aux travaux de l'esprit, etc.

N'est-il pas glorieux, pour l'époque où nous vivons, de voir de si beaux exemples encouragés et propagés par l'auguste famille que le suffrage universel a élevée au trône, et qui offre, chaque jour, de nouvelles preuves de sa tendre sympathie pour les déshérités de la fortune?

Qui n'a vu, avec admiration, les asiles de Vincennes et du Vésinet, ces palais destinés à recevoir, au sortir des hôpitaux, les convalescents de la classe ouvrière?

Que je suis heureux d'avoir vécu assez longtemps pour voir combler les vœux que j'osais adresser de vive voix au prince-président de la république française, récemment sorti du suffrage universel, et installé au palais de l'Élysée!

En faisant allusion à l'un de ses plus importants ouvrages qui m'a profondément touché, j'ai pu lui dire en style poétique qu'il a daigné approuver :

Du pauvre, en ton exil, tu plaignis la misère,
Et ton cœur, sur ses maux, inspira ton esprit;
Tu vas réaliser ce que le peuple espère,
Et montrer les vertus que le malheur t'apprit.

Tu portes un grand nom! Une gloire nouvelle
Peut ajouter encore à sa célébrité;
Rendre la France heureuse, et ne voir jamais qu'elle,
C'est préparer aussi ton immortalité.

J'ai pu, dans le court espace de douze ans, voir l'accomplissement de mes vœux et bien d'autres merveilles que je ne pouvais prévoir, qui éterniseront le nom de Napoléon III et celui de sa digne compagne. Puisse leur fils si cher à la patrie, et déjà associé à leurs œuvres bienfaisantes, hériter de toutes leurs vertus, sans avoir eu besoin de l'école du malheur!

Note 9.

« Vive la jeunesse!... dit M. de Lamartine, dans le dix-huitième entretien de son cours familier de littérature, mais à condition de ne pas durer toute la vie!. S'il est beau de fleurir, il est plus beau de mûrir; il est plus beau de transformer sa mâle adolescence en forte virilité ; il est plus beau de découvrir des horizons plus sévères, plus tristes, mais plus vrais, sans pâlir et sans se détourner en arrière à mesure qu'on avance dans la route ; il est plus beau de voir, sans reculer et sans pleurer, les roses de l'aurore pâlir et sécher aux feux et à la sueur du milieu du jour; il est plus beau d'avancer toujours courageusement, en teignant du sang de ses pieds les rudes aspérités du chemin. S'il est beau d'être enfant, il est beau d'être homme, fils, époux, père, penché gravement sur les devoirs pénibles de l'existence, artiste sérieux, citoyen utile, philosophe pensif, soldat de la patrie, martyr au besoin d'une raison développée par la réflexion et par le temps. »

« Quand nos anciens, nos maîtres en tout, parce qu'ils ont marché les premiers, voulurent exprimer dans une seule figure la suprême beauté physique de l'homme, ils ne sculptèrent pas un enfant, ils sculptèrent Apollon, le dieu de la beauté, à trente ans. Ils sculptèrent Hercule, le dieu de la force, à quarante, et, quand ils voulurent exprimer, dans une seule figure, la suprême beauté intellectuelle et morale, ils sculptèrent la figure d'un vieillard, le vieil Homère, visage presque sépulcral, sur lequel la cécité même, infirmité des sens, ajoute à la beauté intellectuelle, morale et recueillie en dedans du vieillard ; car, s'il est beau d'être jeune, il est beau d'être mûr ; il est peut-être plus beau encore de vieillir avec les fruits amers mais sains de la vie dans l'esprit, dans le cœur et dans la main. »

« Que de beauté, en effet, dans le vieillard digne de porter le poids et l'honneur des longues années qu'il a plu à la Providence d'accumuler sur ses épaules courbées ! »

« Les sens usés au service d'une intelligence immortelle, qui tombent comme l'écorce vermoulue de l'arbre, pour laisser cette intelligence dégagée de la matière, prendre plus librement les larges proportions de son immatérialité ; les cheveux blancs, ce symbole d'hiver après tant d'étés traversés sans repos sous les cheveux bruns ; les rides, sillons des années pleines de mystères, de souvenirs, d'expérience, sentiers creusés sur le front par les innombrables impressions qui ont labouré le visage humain ; le front élargi qui contient en science tout ce que des fronts plus jeunes contiennent en illusions ;

les tempes creusées par la tension forte de l'organe de la pensée sous les doigts du temps ; les yeux caves, les paupières lourdes qui se referment sur un monde de souvenirs ; les lèvres plissées par la longue habitude de dédaigner ce qui passionne le monde ou plaindre avec indulgence ce qui le trompe ; le rire à jamais envolé avec les légèretés et les malignités de la vie qui l'excitent sur les bouches neuves ; les sourires de mélancolie de bonté ou de tendre pitié qui le remplacent ; le fond de tristesse sereine, mais inconsolée que les hommes qui ont perdu beaucoup de compagnons sur la longue route rapportent de tant de sépultures et de tant de deuils ; la résignation, cette prière désintéressée qui ne porte au ciel ni espérance, ni désirs, ni vœux, mais qui glorifie, dans la douleur, une volonté supérieure à notre volonté subalterne, sang de la victime qui monte en fumée et qui plaît au ciel ; la mort prochaine qui jette déjà la gravité de la sainteté de son ombre sur l'espérance immortelle, cette seconde espérance qui se lève déjà derrière les sommets ténébreux de la vie, sur tant de jours éteints, comme une pleine lune sur la montagne au commencement d'une claire nuit ; enfin la seconde vie dont cette première existence accomplie est le gage et qu'on croit voir déjà transpercer à travers la pâleur morbide d'un visage qui n'est plus éclairé que par en haut ; voilà la beauté de vieillir. »

Note 10.

M. le docteur Villermé a comparé la mortalité des habitants du premier arrondissement de Paris avec celle du douzième, de 1817 à 1821 inclusivement, et il l'a trouvée du double en plus pour ce dernier, quoique sa population soit à l'autre comme 70 est à 50 environ.

Les conclusions du savant docteur sont : 1° que la mortalité en France, et par conséquent la durée moyenne de la vie, y est très-différente selon l'état d'aisance ou de pauvreté; 2° que cette différence est telle, que, pour les grandes populations du territoire français prises en masse, il ne meurt, chaque année, terme moyen, qu'un individu sur 50, tandis qu'il en meurt un sur 24 dans le douzième arrondissement de Paris; 3° que la mortalité est encore plus grande dans la rue de la *Mortellerie* (*); 4° que la durée moyenne la plus longue a lieu dans les départements les plus riches ; 5° que la durée moyenne la plus courte a lieu dans Paris ; 6° que l'énorme différence qui existe entre les populations les plus riches et celles qui sont les plus pauvres serait encore plus considérable, s'il était possible, pour les premières, de faire abstraction des individus misérables qui en font partie.

Note 11.

Je n'ai jamais éprouvé de jouissances plus vives que celles que m'ont fait goûter mes premiers succès dans le service des épidémies. L'arrivée du médecin produit d'abord, dans les populations épouvantées, un effet

(*) Cette rue n'existe plus aujourd'hui, non plus que beaucoup d'autres qui rendaient si insalubre le quartier de la Cité, transformé, de nos jours, en un des plus beaux quartiers de Paris.

moral des plus satisfaisants. L'espérance succède à la terreur, et le médecin que l'administration honore de sa confiance paraît comme un ange consolateur qui relève le courage des malades : aussi leur docilité est exemplaire ; toutes les prescriptions sont exécutées avec la plus scrupuleuse exactitude, et la certitude de recevoir jusqu'à la fin d'une heureuse convalescence tous les secours de l'art met les malades dans la situation morale la plus favorable au succès qui ne tarde pas à venir rassurer les communes les plus alarmées. Et quel avantage, pour le médecin, de pouvoir multiplier ses visites selon le besoin, sans être soupçonné d'un vil intérêt ; de n'avoir aucune rétribution à réclamer de ses malades ; de n'emporter, après avoir combattu le fléau dont il a partagé les dangers, et auquel il a payé quelquefois son tribut (comme cela m'est arrivé), que des actions de grâce, des bénédictions et des marques durables d'attachement et de reconnaissance !

Note 12.

Le plan de cet ouvrage est annoncé dans un avant-propos dont j'extrais ce qui suit :

Si l'on ne peut, sans imprudence, confier au demi-savoir, dans beaucoup de cas, l'administration des remèdes, il est d'autres parties des sciences médicales qui peuvent, qui doivent même être mises à la portée des différentes classes de la société, et dont toute personne de bon sens est capable de faire son profit.

Au nombre des connaissances qui ne peuvent être trop répandues, sont les préceptes qu'une longue expérience a consacrés sur les moyens de maintenir la santé dans les diverses conditions où chacun peut être placé.

Des préceptes non moins importants à communiquer au public sont ceux qui ont pour objet de prévenir certaines maladies, qu'il est facile de prévoir, quand on sait à quelles affections disposent les âges, le sexe, le tempérament, les saisons, les professions, etc.

On sent combien cette médecine préservative aurait d'avantages pour le cultivateur, pour le simple artisan, dont la maladie interrompt nécessairement le travail, et augmente toujours les dépenses.

Quelle ne serait pas l'utilité des bons conseils auprès des malades de la campagne disposés à prendre un médecin, mais qui, l'appelant souvent trop tard, ignorent la gravité de leur état, ou qui se hâtent de le remercier dès que les moments du danger semblent passés, ce qui les expose à des rechutes et à des convalescences ruineuses?

L'application des connaissances qu'il est facile d'acquérir avec une intelligence ordinaire, l'enseignement des préceptes qui appartiennent soit à la *médecine conservatrice*, soit à la *médecine préservative*, seraient donc un service immense à rendre aux classes laborieuses de la société. On peut l'espérer, aujourd'hui, des personnes éclairées et charitables qui habitent les campagnes. On doit l'attendre surtout de MM. les curés qui sont la providence des hameaux, et qui pourraient être d'une utilité bien précieuse dans ces malheurs imprévus, dans ces accidents subits, où ils sont appelés ordinairement les premiers, et où l'urgence du danger ne permet pas de rester inactif en attendant le médecin.

L'auteur du *Guide médical* a été mille fois témoin du zèle empressé de ces respectables ecclésiastiques qui regrettaient vivement de n'avoir pas des connaissances assez précises en médecine pour oser, dans un cas pressant, donner des conseils avec la certitude de ne pas nuire. C'est pour les avoir entendus bien souvent déplorer leur insuffisance en ces tristes conjonctures, et désirer un livre consciencieux qui les mît dans le cas d'assister utilement les malades, et de leur procurer, à temps, les secours de la religion, que le docteur Guyétant a entrepris cet ouvrage.

La première partie est consacrée tout entière à faire connaître les puissantes ressources qu'offre *la médecine conservatrice* pour maintenir la santé, en réglant, d'après l'expérience, l'emploi des choses au milieu desquelles nous vivons, et avec lesquelles nous entretenons des rapports nécessaires.

La seconde partie expose les préceptes de *la médecine préservative*, et fournit l'indication des moyens propres à prévenir une foule de maladies attachées aux diverses conditions de notre existence qui subit inévitablement l'influence de l'âge, du sexe, du tempérament, des saisons, des professions, etc.

La troisième partie renferme, sous le titre de *Médecine curative*, des notions exactes sur tous les accidents, sur toutes les maladies qui compromettent l'existence dès leur apparition, et qui réclament les secours les plus prompts.

Après avoir passé successivement en revue les cas les

plus fréquents parmi les plus dangereux, et indiqué ce que peuvent faire, en de telles circonstances, les personnes étrangères à l'art de guérir, *en attendant le médecin*, l'auteur du *Guide médical* fait connaître les signes qui font présager les approches de la mort, et celles du délire, connaissance bien précieuse dans une foule de cas, où il est d'une importance extrême de mettre à profit les instants souvent très-courts pendant lesquels le malade conserve encore toute sa raison, soit pour lui offrir les dernières consolations de la religion, soit pour régler les intérêts temporels de sa famille.

Après avoir exposé, le plus clairement possible, les signes pronostics de notre fin dernière, l'auteur a consacré un chapitre aux soins dus aux mourants, soins qui, malheureusement, sont beaucoup trop négligés, et sur lesquels on ne trouve rien de satisfaisant dans les ouvrages de médecine.

Un autre chapitre comprend les soins qu'on doit aux morts, ainsi que tout ce qui est relatif aux inhumations qui, dans les campagnes, sont encore soumises à l'empire de l'habitude et des préjugés.

L'auteur termine par l'indication des remèdes peu nombreux, mais efficaces, dont il convient d'être pourvu à la campagne, et des préparations médicamenteuses qu'on emploie le plus fréquemment et avec lesquelles il convient de se familiariser pour être utile aux malades.

Tel est le plan de cet ouvrage entrepris à la demande d'un grand nombre d'ecclésiastiques, de dames de charité, etc., et honoré des suffrages d'un de nos plus illustres prélats.

Si les familles voulaient recueillir de la médecine tous les avantages qu'elle peut leur procurer, elles apporteraient d'abord une attention scrupuleuse à faire un bon choix parmi ceux qui l'exercent.

Cicéron définissait l'avocat digne de la confiance publique : *vir bonus dicendi peritus* (un homme de bien, exercé dans l'art de la parole); je définirais volontiers le vrai médecin : *vir bonus sanandi peritus* (un homme de bien, exercé à guérir) ; ce qui donne l'exclusion à tous ceux qui, docteurs ou non, cherchent à capter la confiance par des promesses exagérées, et qui ne sont guidés que par de viles considérations de cupidité.

L'honnête médecin qui conçoit la dignité de son état devient facilement l'ami de ses clients, car il s'attache à eux par les services mêmes qu'il leur rend ; une affection mutuelle ne tarde pas à s'établir entre eux et lui, et pour n'avoir jamais une discussion d'honoraires, il accepte, généreusement, l'abonnement annuel qu'on lui propose. Alors il devient, sous le rapport de la santé, le protecteur des familles qui l'ont adopté ; il met tous ses soins à prévenir les maladies qui peuvent les menacer, n'attendant point qu'elles se déclarent, et n'épargnant point ses visites de surveillance, n'ayant plus à craindre le soupçon honteux de les multiplier par des motifs intéressés.

Ce genre de conduite ayant parfaitement réussi à mon père qui s'est fait, ainsi, des amis de tous ses clients, et dont la pratique heureuse lui a procuré une grande réputation, dans le Jura, m'offrait un trop beau modèle pour que je ne fusse pas très-empressé de l'imiter ; aussi je le propose, avec confiance, à ceux de mes confrères qui exercent dans les villes, où les relations sociales s'en trouvent à merveille.

Quant aux habitants des campagnes, aux simples cultivateurs qui sont forcés d'observer la plus stricte économie, ils viennent le plus tard possible réclamer le secours du médecin, et, à la plus légère amélioration de l'état maladif, ils se hâtent de le contremander.

Dans cette circonstance, le médecin qui croit encore ses soins utiles, doit les continuer dans l'intérêt du malade et dans celui de sa propre réputation, mais en déclarant aux familles que c'est pour sa satisfaction personnelle qu'il désire continuer ses visites, et non pour en exiger le prix.

Cette manière d'agir m'a procuré beaucoup plus de succès que je n'en eusse obtenu, et j'ai recueilli, souvent, des témoignages sincères de reconnaissance, qui ont été pour moi la plus douce récompense de mes soins.

Note 13.

Quels services rendus par le gouvernement français à nos jeunes soldats appelés à la défense de la patrie ! Indépendamment des exercices gymnastiques qui fortifient leur constitution, de l'esprit d'ordre, d'économie, de subordination, de dévouement qu'on leur inspire, on les soumet à la vaccination pour les soustraire à une maladie souvent mortelle, que leurs parents ont quelquefois négligé de prévenir. On leur ouvre, en outre, des écoles où ceux d'entre eux qui n'ont pas reçu, dans leur famille, l'instruction primaire peuvent réparer ce malheur, apprendre à lire, à écrire, à calculer, et peuvent alors s'élever, de grade en grade, à la plus haute illustration militaire, comme nous en avons tant d'exemples depuis un siècle.

Que de soldats pleins de bravoure, à qui il n'a manqué qu'un peu d'instruction littéraire pour parvenir aux grades les plus élevés de l'armée!

A l'époque où nous vivons, ils ne peuvent plus reprocher leur ignorance à leurs parents, car les écoles régimentaires leur sont ouvertes, mais sans être obligatoires : devraient-elles le devenir, en temps de paix?

Note 14.

Les progrès des sciences assurent, comme l'a dit Condorcet, les progrès de l'art d'instruire qui, eux-mêmes, accélèrent ensuite ceux des sciences, et cette influence réciproque, dont l'action se renouvelle sans cesse, doit être placée au nombre des causes les plus actives, les plus puissantes, du perfectionnement de l'espèce humaine. Un jeune homme, aujourd'hui, au sortir de nos écoles, sait, en mathématiques, au delà de ce que Newton avait appris par de profondes études, ou découvert par son génie.

La même observation peut s'appliquer à presque toutes les sciences; à mesure que chacune d'elles s'agrandira, les moyens de resserrer, dans un plus petit espace, les preuves d'un plus grand nombre de vérités et d'en faciliter l'intelligence se perfectionneront également. Ainsi non-seulement, malgré les nouveaux progrès des sciences, les hommes d'un génie égal se retrouvent, à la même époque de leur vie, au niveau de l'état actuel de la science, mais pour chaque génération, ce qu'avec une même force de tête, une même attention on peut apprendre dans le même espace de temps s'accroîtra nécessairement, et la portion élémentaire de chaque science, celle à laquelle tous les hommes peuvent atteindre, devenue de plus en plus étendue, renfermera, d'une manière plus complète, ce qui peut être nécessaire à chacun de savoir pour se diriger dans la vie commune, pour y exercer sa raison avec une entière indépendance.

Note 15.

On ne saurait donner trop d'éloges à M. Rouland ministre de l'instruction publique, pour le zèle ardent et soutenu avec lequel il cherche à propager les connaissances indispensables à la classe la plus nombreuse de la société, que l'on a laissée si longtemps croupir dans l'ignorance la plus profonde.

Ce ministre infatigable vient de compléter la pensée qu'il a émise dans une circulaire du 31 mai 1860, relativement à la création, dans les écoles primaires publiques, de petites bibliothèques scolaires. Il démontrait alors tout l'intérêt que méritait cette création. Depuis, il a réglementé, par un arrêté du 1er juin dernier, l'organisation de ces bibliothèques. En les créant, Son Excellence a voulu y intéresser directement les enfants, et, le 24 juin suivant, le ministre rappelait à MM. les préfets l'arrêté que je viens de citer, afin que ces fonctionnaires excitassent le zèle des conseils municipaux pour la propagation d'une œuvre aussi utile, et les invitassent à faire l'acquisition d'une bibliothèque *armoire*, partout où ce meuble n'aurait pas encore été placé dans les écoles.

Au moyen d'une cotisation, les familles aisées recevraient les livres dont elles auraient besoin, et les mêmes ouvrages seraient prêtés aux enfants des familles indigentes. « Ce sera, dit le ministre, un moyen de plus de « faire pénétrer dans les écoles le principe d'égalité « qui est dans nos institutions, et de mettre les plus « pauvres en état de tirer parti de leur intelligence. »

Note 16.

Grâce à cette découverte vraiment merveilleuse et tout à fait imprévue, où la lumière du jour, même en l'absence du soleil, dessine toute seule, sur un papier préparé, les objets qu'on lui soumet dans un appareil particulier qu'on peut porter en voyage, ce qui nous permettra, un jour, de connaître les monuments les plus remarquables de la terre et l'aspect des diverses contrées ; grâce, dis-je, à cette heureuse découverte dont les produits s'obtiennent et se répandent aujourd'hui à si bon marché (*), la plus pauvre mère forcée de se séparer d'un fils appelé par le sort à faire respecter le drapeau de la France, partout où l'honneur national le conduit, peut, du moins, pour se consoler de

(*) Sur le boulevard Sébastopol (rive gauche), j'ai visité un atelier de photographie où l'on offre, à qui le désire, son portrait pour 25 centimes.

son absence, conserver, dans sa chaumière, l'image fidèle de ce fils aimé.

De même, les enfants obligés de quitter le toit paternel pour aller au loin chercher du travail peuvent emporter avec eux, pour soutenir leur courage, le portrait de leurs parents et se croire encore avec eux.

C'est à la faveur de la photographie mise au service et à la portée de la classe la moins favorisée de la fortune, que mes yeux ont pu se réjouir en trouvant dans quelques-uns des plus hauts chalets des Alpes françaises et du Jura, auxquels j'allais faire mes adieux dans mon dernier voyage, les portraits des enfants absents de ces braves montagnards, parmi les images révérées de la famille impériale.

Note 17.

Il était réservé à ma vieillesse une jouissance bien grande, et que j'ai vivement sentie, celle de voir et d'entendre un de ces hommes qui s'immortalisent, ainsi que le pays qui leur a donné naissance, par une de ces glorieuses entreprises qui ne coûtent ni sang ni larmes, et dont toutes les populations du globe sont appelées à bénir éternellement l'heureux succès.

M. Ferdinand de Lesseps, notre illustre compatriote dont le nom est désormais impérissable, a donné, à Paris, le 1er et le 20 juin dernier, une conférence à l'invitation de l'association polytechnique, sur les travaux du canal de Suez.

Ces conférences ont eu lieu dans le vaste amphithéâtre de l'École de médecine, et je n'ai dû qu'à mon âge, ainsi qu'à la bienveillance de M. Perdonnet, président de l'association, la faveur d'y être admis, tant la foule était grande aux abords de l'amphithéâtre, qui n'a pu en recevoir qu'une très-faible partie.

A l'aide d'un plan tracé sur une très-grande échelle, nous avons pu suivre les explications données, avec la plus parfaite clarté, par M. de Lesseps, relativement à l'origine du canal qui commence au port Saïd sur la Méditerranée, et se dirige du nord au sud, dans une longueur qui n'est pas moindre de 150 kilomètres, pour déboucher dans la mer Rouge à Suez, après avoir traversé une partie du désert, plusieurs lacs et quelques seuils dont le plus élevé de toute la ligne, et d'une étendue de 12 kilomètres, est le point de partage entre les deux vallées dont l'une s'abaisse vers la Méditerranée, et l'autre vers la mer Rouge. On devait y creuser une tranchée de 60 mètres de largeur, qui sera la largeur définitive du canal dans tout son parcours, et 20,000 hommes, au moment où parlait M. de Lesseps, étaient employés à couper ce seuil qui porte le nom d'El-Quisr (*).

« Le port Saïd, où le canal maritime prend son origine, est actuellement, nous a appris M. de Lesseps, une ville de 4,000 âmes, due à notre création, où nous avons nos ateliers, nos fabriques, nos approvisionnements et une partie de nos agents.

« Les 26,000 ouvriers qui travaillent, en ce moment,

(*) Une lettre d'Alexandrie, en Égypte, datée du 23 février 1863, annonce que ce seuil est tout à fait franchi, et que la tranchée est ouverte sur le dernier grand seuil, entre le lac Timrah et la mer Rouge.

au percement de l'isthme sont levés par voie de recrutement en suite d'arrangement avec le vice-roi d'Égypte. Par suite de cet arrangement, qui n'enlève aucun homme à l'agriculture, nous donnons à nos travailleurs un salaire fixé à un taux au-dessus des salaires ordinaires. Nous les approvisionnons abondamment, et nous veillons à leur santé avec une sollicitude assez efficace pour que, dans ces foules, la mortalité n'ait pas excédé deux sur dix mille. Nous avons organisé pour eux des hôpitaux et un corps médical plein d'activité et de dévouement, que je suis heureux de proclamer dans cette enceinte consacrée à l'enseignement de la médecine. Nos médecins, nos ingénieurs, tous nos employés, tous nos ouvriers de l'entreprise, ont rivalisé de zèle et de cette persévérance qu'il faut compter parmi les traits caractéristiques de notre nation qu'on accuse à tort d'être légère; et je pense que le canal de Suez prouvera que nous savons persévérer. »

M. de Lesseps s'est attaché, dans cette conférence si intéressante, à discuter et à résoudre toutes les objections qu'on a faites, dans un esprit de jalousie, contre le succès de cette grande entreprise française.

Après avoir parlé du canal de navigation d'eau douce que nous avons emprunté à une branche du Nil pour alimenter nos travailleurs, et fournir l'irrigation aux terrains dont la compagnie est concessionnaire, M. Lesseps a charmé son auditoire en confirmant l'exactitude du récit de Moïse, et en montrant, sur la carte, l'endroit où le chef des Hébreux échappa à l'armée égyptienne, en s'engageant dans les dernières lagunes de la mer Rouge dont les marées sont de 6 pieds, passa cette mer pendant la marée basse dont il avait calculé la durée, et où la cavalerie de Pharaon fut engloutie, par imprévoyance, dans les flots de la marée haute.

De longs et unanimes applaudissements ont remercié, avec enthousiasme, notre illustre compatriote qui a bien voulu répéter sa brillante exposition dans une seconde séance.

Note 18.

Suivant les calculs de M. de Trébonnais, un cheval vivant coûte 3 francs par jour ; un cheval-vapeur, dont la force est égale à celle de deux chevaux vivants, ne coûte que 1 fr. 30 c. tout au plus.

Sur une exploitation de 200 hectares qui emploie 28 chevaux pendant 248 jours de l'année, déduction faite des dimanches et fêtes et des jours de repos forcé, la nourriture seule de ces animaux, pendant 120 jours de chômage, se monte à 9,000 francs par an, tandis que le cheval-vapeur *ne dépense que quand il travaille.*

Les animaux de travail, consomment au moins le cinquième du produit de la terre cultivée; en calculant les produits agricoles de la France, par exemple, à 5 milliards, on peut sûrement conclure que les animaux de trait coûtent à l'agriculture, pour leur nourriture seulement, un milliard par an.

En supposant que le sol de la France soit aussi bien cultivé qu'il devrait et qu'il pourrait l'être, les 34 millions d'hectares de sa surface, en calculant un cheval pour 10 hectares, devraient employer la force motrice d'au moins 3,400,000 chevaux ou leur équivalent en bœufs. Si l'on évalue à 500 francs la valeur moyenne de ces chevaux, cela fait un capital de 1,700,000,000 que l'agriculture est obligé d'émettre pour le travail seulement. Maintenant qu'on calcule la dépense de cette énorme quantité d'animaux de trait à 3 fr. par jour ; chaque cheval coûte donc à peu près 1,000 fr. par an. 3,400,000 multipliés par cette somme donnent 3,400,000,000. En déduisant soit 100 fr. de chômage par an, chaque cheval fait donc 300 fr. de dépenses inutiles ; soit, pour 3,400,000 chevaux, la somme énorme de plus d'un milliard.

On voit, par là, de quelle importance serait, pour les pays de grande culture, l'emploi de la vapeur dans les travaux des champs.

« On ne peut nier qu'au point de vue moral, dit « M. Guy de Charnacé, l'introduction de la vapeur « dans les fermes ne soit le point de départ d'une nou- « velle vie pour l'ouvrier des champs. Appelé à diriger « cette force prodigieuse, il s'identifie, pour ainsi dire, « avec la pensée de l'inventeur, avec la science du con- « structeur. Il n'est plus un simple manœuvre, un être « passif ; il devient une force intelligente, un homme « libre.

« Quel progrès et quel bien-être pour l'ouvrier, de- « puis le jour où ses bras devaient, avec le fléau, faire « sortir le grain de son enveloppe ! »

Aujourd'hui, à l'aide de la vapeur et des instruments perfectionnés, l'homme voit son champ labouré et ensemencé, ses récoltes coupées et battues, et son blé séparé de l'ivraie. Son labeur ayant diminué, l'équilibre s'est établi, et cette sève humaine, sans cesse épurée par les efforts constants de la matière, a pu reprendre son cours normal.

Ne peut-on pas espérer aussi que cette migration vers les villes puisse être détournée par l'appât d'un travail qui élève l'esprit en ménageant le corps, et par la certitude d'un salaire plus élevé, résultat nécessaire de la plus-value de la terre rendue plus productive?

Note 19.

Que de nouvelles et précieuses ressources n'offrent point aujourd'hui aux malades aisés les chemins de fer et la télégraphie électrique? Combien ne regrettait-on pas, il y a peu d'années, de ne pouvoir transporter, en un jour, une poitrine délicate de Paris à Nice, pour la soustraire à l'influence de l'hiver? Maintenant, pour lui procurer cet utile abri, il suffit de lui préparer un bon lit dans une diligence convenablement chauffée, et de l'envoyer, sur les ailes de la vapeur, par un train *express* et en moins de vingt-quatre heures, goûter les douceurs de ce nid creusé au pied des Alpes maritimes redevenues françaises.

De là, le malade peut, s'il veut, transmettre à son médecin, par la télégraphie nouvelle, le bulletin journalier de sa santé, et en recevoir les avis dans quelques heures.

S'il faut une température plus élevée, la vapeur peut transporter le malade, en peu de temps, de Nice à Rome, à Naples et jusqu'à Madère dont le climat est si favorable aux santés les plus délicates.

Il en est de même pour parvenir promptement jusqu'aux eaux thermales ou minérales les plus accréditées, et pour consulter, en quelque contrée de l'Europe que ce soit, les célébrités médicales qui inspirent le plus de confiance, et qui peuvent même, quand on les appelle, franchir de très-grandes distances pour conférer ensemble au lit du malade, comme elles l'ont fait à l'occasion de la blessure du général Garibaldi.

Note 20.

C'est dans une séance de l'association britannique, tenue, en 1859, à Aberdeen, en présence du prince Albert, que cette idée se fit jour pour la première fois. On mit à l'étude un système de communications télégraphiques qui permit d'annoncer aux localités éloignées l'approche des tempêtes.

En ce moment, tout ce service fonctionne avec l'activité qu'apportent nos voisins dans la réalisation des idées directement utiles à leurs intérêts.

Note 21.

Un membre de l'Institut, M. Babinet, s'exprimait en ces termes dans la séance du 10 février 1862, à l'Académie des sciences :

« En fondant un grand prix de 5,000 francs pour
« l'application de l'électricité à la thérapeutique,
« l'Académie des sciences a, par là, admis en prin-
« cipe l'utilité et l'efficacité de cet agent mystérieux ;
« elle a fait appel aussi aux appareils propres à facili-
« ter l'application du traitement de l'électricité et à en

« assurer le succès. Or la brosse Volta-électrique de « M. le docteur Hoffmann a pris une place assez im-« portante dans la catégorie des appareils électro-« médicaux ; son efficacité a été constatée par un assez « grand nombre d'observations pour que le moment « soit venu de la soumettre au jugement de l'Académie.

« Cette brosse se recommande par sa construction « très-simple, son énergie électrique manifeste, « son action thérapeutique certaine, son emploi com-« mode, son prix modéré. Ce n'est, en réalité, qu'une « pile de Volta, dont le pôle négatif s'épanouit sous un « nombre immense de pointes (4,000), je veux dire en « fils très-minces de cuivre argenté, implantés sur la « plaque de cuivre qui forme le dernier élément électro-« négatif de la pile. Pour augmenter l'intensité du « courant électrique, on a ménagé dans le corps de la « brosse un vide où l'on dispose plusieurs lames « minces, alternées de cuivre et de zinc, séparées par « des morceaux de flanelle humectés avec de l'eau sa-« lée, de manière à former plusieurs couples de Volta.

« Lorsque le malade fait lui-même usage de la « brosse, le circuit est fermé et le courant circule. Il « frotte avec douceur, circulairement ou longitudina-« lement, mais toujours dans le même sens ; on peut « aussi laisser la brosse en place pendant un temps « plus ou moins long. Si c'est une personne étrangère « qui manie la brosse, il faudra que, en même temps « que sa main droite un peu mouillée saisit le zinc, sa « main gauche humide appuie sur la peau d'une région « du corps voisine de la partie malade.

« Dans son programme de prix, l'Académie signalait,

« comme guérissables surtout par l'électricité, les affec-
« tions des systèmes nerveux, musculaire, vasculaire
« et lymphatique, et c'est précisément à ces affections
« que la brosse Volta-électrique s'adresse; c'est dans
« leur traitement qu'elle présente des avantages et
« une efficacité incontestable, ainsi que le prouveront
« et les observations déjà nombreuses qui seront sou-
« mises à la commission que l'Académie voudra bien
« nommer, et les expériences qu'elle voudra, sans au-
« cun doute, faire répéter sous ses yeux. »

L'Académie a nommé, dans la même séance, MM. Babinet et Jobert de Lamballe rapporteurs.

Note 22.

La découverte de l'*éthérisation* a réalisé un immense bienfait en supprimant la douleur, regardée jusqu'alors comme inséparable de toute opération chirurgicale. Cette merveilleuse découverte est due au docteur américain Charles Jackson, professeur de chimie à Boston, qui constata, par une expérience faite sur lui-même, que l'inhalation prolongée de la vapeur d'éther sulfurique suspendait complétement la sensibilité et le mouvement volontaire.

Le docteur Jackson fit part de sa découverte au dentiste américain Morton, qui essaya, avec un plein succès, l'*éthérisation* sur ses clients en 1846.

Cette nouvelle arriva bientôt en Europe, et dès les premiers jours de l'année 1847 les chirurgiens des hôpitaux de Paris avaient, chez un grand nombre d'opérés, employé l'*éthérisation* avec le même bonheur et le même succès que leurs confrères de Boston et de Londres (*).

On ne tarda pas à reconnaître que beaucoup de substances volatiles administrées en inhalation produisent, à des degrés divers, les effets de l'*éther sulfurique*; tels sont l'*éther chlorhydrique*, le *chloroforme* (**), l'*éther azoteux*, l'*éther azotique*, l'*éther acétique*, l'*amylène* et plusieurs autres agents.

De toutes ces substances, la pratique chirurgicale n'en a utilisé que trois, l'*éther sulfurique*, le *chloroforme* et l'*amylène*. Les autres ont été abandonnées à cause d'inconvénients divers qu'elles présentent suivant leur nature, tels que leur prix, la difficulté de la préparation ou de l'administration, des propriétés organoleptiques fâcheuses ou répugnantes, enfin des particularités défavorables dans la production de l'*anesthésie* sous le rapport chirurgical.

La connaissance des propriétés *anesthésiques* du *chloroforme* est due à notre illustre physiologiste M. Flourens, qui a annoncé le résultat de ses expériences à l'Académie des sciences dans la séance du 8 mars 1847.

Peu de temps après, M. Simpson se servit du *chloroforme* pour obtenir l'*anesthésie* chirurgicale ; il fit part

(*) *Bulletin de l'Académie impériale de médecine de Paris*, 1847, t. XII, p. 226.

(**) Le chloroforme a été découvert en 1831 par deux chimistes. Soubeiran en France, Liebig en Allemagne, ont rencontré presque en même temps ce produit remarquable, en étudiant certaines combinaisons *chlorées*. Mais la connaissance de la véritable composition chimique du *chloroforme* est due à notre célèbre Dumas.

de ses premiers essais, couronnés d'un succès complet, à la Société médico-chirurgicale d'Edimbourg, le 10 novembre 1847. Les essais de M. Simpson furent immédiatement répétés en France, où, depuis cette époque, le *chloroforme* a été, dans la pratique des chirurgiens, substitué à l'*éther*, en raison des avantages qu'il présente pour ce service, sous le rapport de la facilité d'administration, de la promptitude d'action et de l'effet *anesthésique* développé, sans donner lieu à une sensation désagréable et un malaise qui accompagnent souvent l'emploi de l'éther.

Après avoir expérimenté l'*amylène* sur les animaux, M. Snow l'employa chez l'homme, pour la première fois, le 10 novembre 1836, et fit connaître les résultats obtenus, le 10 janvier suivant, à la Société de Londres. En France, c'est à M. Giraldès qu'on doit les premières applications de l'*amylène*, suivies des essais de MM. Buisson, Chassaignac, Demarquay, etc. Mais les espérances que l'on avait pu concevoir à l'apparition du nouvel *anesthésique* ne se sont pas réalisées, et l'emploi thérapeutique de l'*amylène* ne s'est pas étendu.

M. le professeur Flourens a déterminé expérimentalement l'action des inhalations d'*éther sulfurique*, d'*éther chlorhydrique* et de *chloroforme* sur l'axe cérébro-spinal. « Quand on soumet, dit-il, un animal aux inhalations d'*éther sulfurique*, ses centres nerveux perdent successivement leurs forces dans un ordre donné ; les lobes cérébraux perdent d'abord leurs forces, c'est-à-dire l'intelligence ; puis le cervelet perd la sienne, c'est-à-dire l'équilibration des mouvements de locomotion ; puis la moelle épinière perd les siennes, c'est-à-dire le principe du sentiment et le principe du mouvement. Enfin la moelle allongée survit seule dans son action, c'est pourquoi l'animal survit aussi ; mais il ne faut pas aller plus loin, car alors la respiration cesse, le cœur s'arrête bientôt après, et la mort arrive. »

Il n'est pas étonnant que, aux débuts de l'emploi des *anesthésiques* qui excitaient tant d'admiration dans le monde médical, on ait éprouvé des revers regrettables ; mais des études plus approfondies et les expériences faites sur les animaux vivants ont singulièrement perfectionné, de nos jours, la méthode de l'éthérisation dont elles ont écarté tous dangers.

Dès l'année 1855, la Société médicale d'émulation de Paris a nommé une commission chargée de faire des expériences dans le but de rechercher les moyens d'obvier aux accidents causés par les inhalations du chloroforme. Cette commission s'est associée à un savant, aussi modeste que distingué, connu par d'ingénieux travaux sur le chloroforme, M. Duroy, membre de la Société de pharmacie de Paris, qui, avec le plus louable empressement, a apporté à l'œuvre commune une cordiale et habile coopération.

Les commissaires ont employé quarante séances à faire plus de cent cinquante expériences sur diverses classes d'animaux vertébrés, reptiles, oiseaux et mammifères.

Ils ne se sont servis que de chloroforme parfaitement pur, et n'ont expérimenté que sur des animaux vigoureux et jeunes.

Ces nombreuses expériences leur ont démontré,

comme un fait constant et sans exception, que les mouvements respiratoires cessent les premiers sous l'action du chloroforme. On ne saurait donc trop surveiller la manière dont s'exécute le jeu de la respiration profonde, afin de pouvoir s'arrêter à temps.

On ne peut trop insister, aussi, sur la nécessité d'éviter la concentration des vapeurs chloroformiques inhalées, à cause de la rapidité avec laquelle se manifestent alors la suspension des mouvements respiratoires, et les accidents de l'intoxication, tandis que les inhalations faibles permettent de continuer longtemps l'*anesthésie* sans danger.

Il faut se garder, également, de donner de nouvelles doses quand les effets *anesthésiques* ont commencé à se produire. Il est donc utile d'obtenir une dilution large et constante de vapeurs chloroformiques; aussi l'instrument ingénieux que M. Duroy a imaginé et qu'il a nommé *anesthésimètre*, remplissant ces conditions, permet d'obtenir une *anesthésie* profonde et d'éloigner tout danger (*).

Enfin le rétablissement des fonctions vitales suspendues par les inhalations de chloroforme est obtenu, dans le plus grand nombre des cas, disent les commissaires dans leurs conclusions, par l'emploi des insufflations pulmonaires d'air atmosphérique et d'oxygène pur, même après que tous les mouvements apparents de la circulation sont abolis; mais l'insufflation, pour

(*) On trouve la gravure et la description de cet instrument dans le rapport lu à la Société d'émulation de Paris. Typographie de Félix Malteste et Cie, rue des Deux-Portes-Saint-Sauveur, 22, 1855.

réussir, doit être pratiquée immédiatement après la suspension de la respiration et de la circulation, et elle doit être continuée, *avec persévérance*, jusqu'au rétablissement complet des mouvements normaux et spontanés de la respiration.

C'est au moyen de cette persévérance que M. Duroy a pu rendre M. le baron Larrey témoin de la *résurrection* d'un chien qu'en sa présence l'habile expérimentateur avait chloroformisé, en même temps qu'un second chien de même taille et de même âge, jusqu'à la cessation complète de la respiration et de la circulation.

Lequel de ces deux animaux voulez-vous que je rappelle à la vie? demanda M. Duroy au chirurgien en chef du Val-de-Grâce. M. Larrey indiqua le chien qui avait, le premier, paru cesser de vivre. Alors l'expérimentateur insuffla dans le larynx du chien désigné, au moyen d'une sonde élastique, du gaz oxygène contenu dans une vessie qu'on fit communiquer avec la sonde. Plusieurs litres avaient été employés à opérer cette respiration artificielle sans que le chien donnât le moindre signe de sensibilité. M. Duroy ne se découragea point, et, après avoir vidé à moitié un second ballon rempli de gaz oxygène, il eut la satisfaction de voir, en continuant les insufflations, de légers mouvements aux naseaux de l'animal en expérience. Ces mouvements se multiplièrent bientôt en différentes parties du corps, et le chien put enfin se relever et exciter l'admiration de M. le baron Larrey, qui s'écria : « Voilà la première fois que je suis témoin d'une résurrection! »

L'autre chien qu'on avait laissé sans secours, comme sujet de comparaison, n'était plus qu'un cadavre.

« La respiration artificielle produite par l'électricité, « par la *faradisation* des nerfs phréniques, peut aussi « rétablir les fonctions vitales suspendues par le chlo- « roforme.

« Ainsi l'insufflation et l'électricité arrivent au même « but par deux moyens différents : l'un introduit direc- « tement l'air dans les poumons, l'autre l'y fait arriver « en dilatant les parois de la poitrine ; mais je pense, dit « le rapporteur de la commission, que l'insufflation « mérite la préférence, car on peut augmenter la puis- « sance et l'énergie de son action en poussant l'air « dans les poumons avec le degré de force qu'on dé- « sire, tandis que l'étendue de la respiration artificielle « produite par l'action de l'électricité ne peut être « amplifiée à volonté. »

Note 23.

Comme médecin, je ne dois pas manquer de déposer dans cette note qui sera, probablement, pour un vieillard d'une organisation faible, et qui touche à sa 87e année, la dernière occasion de faire part, à ses compatriotes, des espérances qu'il conçoit relativement à l'avenir de l'espèce humaine ; je ne dois pas, dis-je, après leur avoir fait connaître les principaux perfectionnements obtenus dans les sciences médicales, omettre de leur annoncer qu'indépendamment de la possibilité d'éteindre la *variole*, chez les peuples civilisés, par la pratique continuelle de la *vaccination* mise sous la protection d'un règlement obligatoire de salubrité publique, on peut nourrir aussi l'espoir raisonnable d'arriver un jour, avec la même assistance, à l'extinction de la *syphilis*, espoir que je partage avec mon honorable confrère M. le docteur Rodet de Lyon, ancien chirurgien de l'hospice de l'Antiquaille (*).

Les intéressantes recherches de M. Chatin, pharmacien en chef de l'Hôtel-Dieu de Paris, sur la coïncidence du goître et du *crétinisme* avec l'absence complète de l'iode dans les eaux et les productions naturelles de certaines localités, permettent d'espérer que la médecine, après quelques générations soumises à des aliments convenablement *iodurés*, à des habitations mieux placées, à une hygiène mieux entendue, etc., parviendra à supprimer cette affection, qui dégrade l'espèce humaine en la privant de son plus noble attribut. Peut-être ne faudra-t-il, pour cela, que mettre à l'usage de ces misérables populations du sel marin imprégné d'une certaine proportion d'iode, et quelques soins hygiéniques.

Les contemporains ne connaissent pas encore assez tout le fruit qu'ils peuvent déjà tirer des découvertes faites dans les sciences physiques pour améliorer leur sort, et dont l'agriculture, en particulier, devrait profiter depuis plusieurs années. Après Wells, Arago, etc., tous nos physiciens actuels connaissent bien les circonstances qui donnent lieu aux gelées désastreuses qui, dans notre climat, viennent fréquemment, pendant le cours des mois d'avril et de mai, détruire les espérances du cultivateur et surtout du vigneron, qui attribuent à la lune *rousse* cette funeste influence.

(*) *Compte rendu du service chirurgical de l'Antiquaille* pendant les six années comprises entre le 1er janvier 1859 et le 31 décembre 1854. Lyon, 1854, chez A. Vingtgrinier.

Ils ne savent pas encore comment les choses se passent, malgré le grand nombre de sociétés d'agriculture qui couvrent la France. Ils ignorent, généralement, qu'il ne tiendrait qu'à eux de soustraire leurs cultures à ces désastres presque annuels.

Comment se fait-il qu'on ne leur dise pas, avec assurance, que la transparence parfaite du ciel qui fait briller d'un plus vif éclat la lune et les étoiles est la circonstance qui fait perdre à la terre le plus de chaleur, et qu'il suffit de troubler cette transparence de l'air pour prévenir l'effet de ce *rayonnement*, ainsi que le nomment les physiciens ?

Comme on ne pourrait pas abriter facilement, avec des paillassons, des toiles ou d'autres abris, de vastes étendues de cultures afin d'intercepter ce fâcheux *rayonnement*, quelques observateurs ont pensé, naturellement, que de la fumée, troublant, pendant quelques heures, la transparence de l'air, pourrait suffire pour empêcher la gelée des pousses nouvelles des plantes.

L'expérience a confirmé les bons effets de cette découverte ; mais l'immense majorité des viticulteurs l'ignore encore ou n'en a entendu parler que vaguement.

Cependant ces gelées désastreuses, qui ne passent pas deux ou trois ans sans se faire sentir dans quelques parties de la France, enlèvent des centaines de millions aux contrées où l'on cultive la vigne, ainsi que les plantes oléagineuses et les noyers, et plongent dans la misère le cultivateur ignorant ou du moins indolent, qui pouvait sauver ces précieuses récoltes par quelques nuits de surveillance.

Serais-je assez heureux pour que cette année même (1863), qui sera probablement la dernière de ma carrière médicale et agricole, ma voix rappelât encore, avec plus d'autorité que les années précédentes, l'importance du procédé que connaissaient déjà les anciens Péruviens, au témoignage de Garcilasso de la Vega et à celui tout récent d'un de nos savants les plus distingués, M. Boussingault, actuellement président de la Société impériale et centrale d'agriculture, qui a voyagé dans le Pérou, s'est assuré, sur les lieux mêmes, que les hauts plateaux de cette contrée, soumis à une température moyenne de 10 à 14 degrés centigrades, étaient exposés, comme la plus grande partie de la France, aux gelées tardives qui compromettent si souvent le sort des récoltes.

Mais, sous le gouvernement des Incas, on savait déjà, par expérience, prévenir ces fléaux par le moyen de la fumée, procédé rendu obligatoire et associé à des cérémonies religieuses qui le rendaient plus respectable aux yeux des cultivateurs.

Ces usages se sont conservés jusqu'à la conquête du Pérou par les Espagnols, qui, y trouvant quelque apparence d'idolâtrie, les ont supprimés ; et le peuple indolent a bientôt négligé cette pratique salutaire qui conservait la récolte du maïs, principale source de son alimentation.

D'après les admirables expériences de Wells, on a su qu'il suffisait de troubler la transparence de l'atmosphère pour s'opposer au rayonnement du calorique terrestre, prévenir, par conséquent, les effets désastreux des gelées tardives, et sauver nos récoltes les plus précieuses.

Les cultivateurs français, au dix-neuvième siècle, resteraient-ils au-dessous des Péruviens du quatorzième?

Je suis heureux de terminer la dernière note de mon dernier ouvrage en annonçant à mes lecteurs que, malgré l'état de stagnation du commerce européen, par suite de la guerre déplorable qui désole l'Amérique du Nord, la charité, tant publique qu'individuelle, a versé des millions au profit des ouvriers sans travail.

D'un autre côté, d'après les recherches que M. Vée, chef de division à l'administration générale de l'assistance publique, vient de consigner dans une brochure intitulée, *Considérations sur la diminution du paupérisme à **Paris***, le nombre des indigents, qui, en 1802, formait le 5e de la population de la capitale, n'est plus maintenant que le 18e de cette population triplée depuis 60 ans. Quel accroissement d'aisance, en si peu de temps, dans notre heureuse patrie !

Si quelques-uns de mes lecteurs s'étonnaient du grand nombre de choses dont j'ai cru devoir parler dans ces *nouvelles Considérations*, je leur rappellerais que tout ce qui peut améliorer le sort de l'espèce humaine est un des plus puissants éléments de longévité que je connaisse.

FIN.

ERRATA.

Page 53, ligne 17, *au lieu de* sérieuse, *lisez* séreuse.

Page 85, ligne 23, *au lieu de* médicinale, *lisez* médicale.

Page 98, ligne 29, *au lieu d'*autorité, *lisez* l'autorité.

Page 125, ligne 14, *au lieu de* 1836, *lisez* 1856.

Même page, ligne 18, *au lieu de* Buisson, *lisez* Bouisson.

Paris. — Imp. de madame veuve BOUCHARD-HUZARD, rue de l'Éperon, 5.

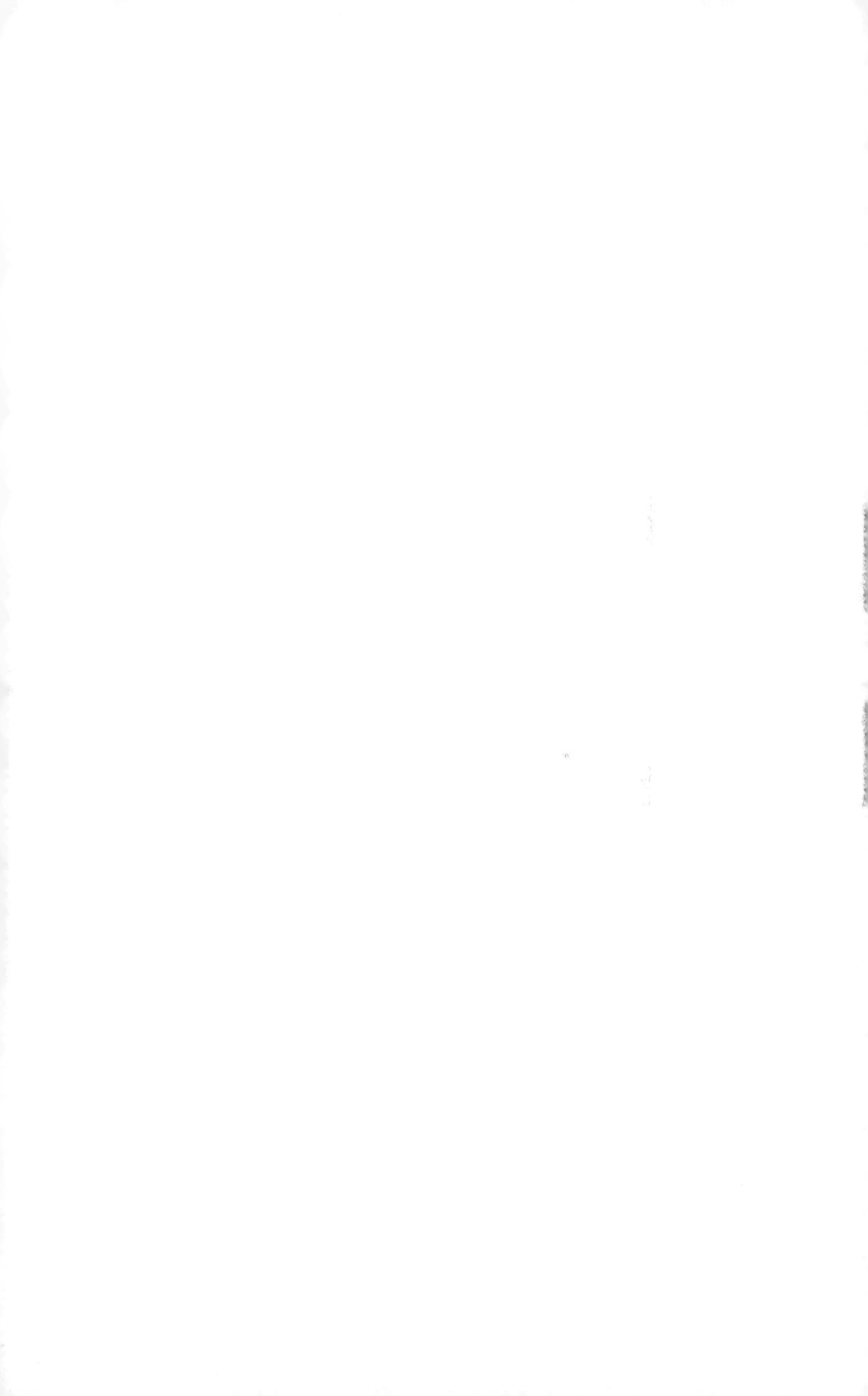

DISSERTATION
SUR
L'ANTIQUITÉ
DE
L'EGLISE St. PIERRE
D'ANGERS,

Avec des Remarques curieuses sur LE CAMP DE CÆSAR *au canton d'Empyré & de Fremur, près la Ville d'Angers, & autres Ouvrages des Romains en Anjou & aux environs.*

PAR Me. CLAUDE ROBIN, Docteur en Théologie, Premier Curé-Cardinal de la Paroisse de St. Pierre de la Ville d'Angers.

A SAUMUR,
Chez la Veuve de F. DE GOUY, Imprimeur-Libraire.

A ANGERS,
Chez CHARLES BOUTMY, Libraire.

M. DCC. LXIV.
AVEC PERMISSION.

AVANT-PROPOS.

Non eſt ornamentum virile, concinnitas.

L'Eloquence eſt plus dans les choſes que dans les mots. Tous les Siécles quiont laiſſé le vrai & le ſolide pour n'admirer que le pétillant, le brillant, la légéreté, les pointes, & même l'eſprit, ont fourni l'époque de ſon déclin & de ſa décadence. La juſteſte, les penſées, le raiſonnement, les réflexions, les découvertes, voilà ce qui fait le mérite d'une Diſſertation, plutôt que l'expreſſion. Celle-ci a été imprimée telle qu'elle eſt ſortie pour la premiere fois des mains de l'Auteur en 1760; il n'a voulu ni la limer, ni l'or-

ner, ni même répondre à la critique qui en fut faite alors en pleine Académie. Il a écrit sans effort & sans dessein; il ne pensoit nullement à l'impression lorsqu'il a pris la plume; il ne vouloit que jetter au hazard sur le papier quelques pages d'instruction à un Avocat pour défendre son Village sans en sortir. Le tour de la roue sous sa main a fait un vase plus grand qu'il ne pensoit; à la différence du Potier d'Horace:

. . . . Amphora cæpit
Institui currente rotâ, cur urceus exit.

Pour tourner trop la roue, il arrive souvent qu'on forme un petit vase à la place d'un grand.

DISSERTATION SUR L'ANTIQUITÉ DE L'EGLISE S^T. PIERRE D'ANGERS.

PROPOSITION.

QUE le village du Peyré, ou vulgairement d'Empyré, a de tout temps été de la Paroisse de St. Pierre d'Angers, & qu'il est faux qu'il ait jamais été de la Paroisse de Ste. Gemme, ni qu'il ait passé dans celle de St. Pierre dans un temps de peste.

Pour se convaincre de cette vérité, il ne faut que remonter à l'origine des choses, & faire attention à l'antiquité de l'Eglise de St. Pierre, dont toutes les autres Eglises de la Ville sont visiblement émanées & démembrées, même la Cathédrale.

Cette Proposition, qui renferme deux vérités, se prouve par trois sortes de Preuves, qui sont tellement liées ensemble, qu'elles forment une espéce de Démonstration contre l'opinion du nouvel Auteur de l'Almanach Angevin, qui traite ce sentiment d'ancienne fable. Ces Preuves sont:

Premierement, une Tradition constante & immémoriale que cette Eglise étoit autrefois la Cathédrale.

Secondement, des conjectures, ou plutôt des conséquences toutes naturelles tirées de faits & de monuments incontestables.

Troisiémement, des Titres authentiques, imprimés & manuscrits.

PREMIERE PREUVE.

Une Tradition immémoriale & constante. J'avoue qu'il y a plusieurs Traditions populaires sur lesquelles il n'y a rien à statuer; ces Traditions n'ont souvent pour fondement que quelque équivoque mal entendu, où le peuple, toujours superstitieux à l'excès, a coutume de donner en aveugle. Telles sont les Traditions qui nous disent que St. Mauron, Abbé du Mont-Glonnes, aujourd'hui St. Florent-le-vieux, a dormi cent ans dans sa grotte, & qu'au bout de cent ans étant retourné à son Abbaye, il n'avoit reconnu aucun de ses Religieux, mais qu'il étoit aussitôt tombé en poussiere. Ce qui a donné lieu à cette fable, c'est l'équivoque du mot *dormir*, que le peuple a pris à la lettre, tandis qu'il ne signifie souvent autre chose qu'être mort & enseveli, *jacere seu dormire*. St. Mauron a dormi cent ans dans sa grotte, c'est-à-dire, que son corps y a reposé pendant cent ans, & qu'en ayant ensuite été tiré pour être transféré à son Eglise, il est tombé en poussiere, comme il arrive tous les jours lorsqu'on ouvre ou qu'on remue un tombeau. Telle est encore dans le même lieu la Tradition populaire, qui dit que Charlemagne a fait d'un coup de sabre le chemin creux qui conduit de St. Florent au bourg du Marillais; ce chemin qui partage une assez haute colline en deux, est en quelque chose semblable à celui qu'un Emmanuël, Duc de Savoye, a fait faire entre Chamberry & le bourg des Echelles; c'est sans doute l'ouvrage de quelque corps de Troupes: il est d'ailleurs certain qu'il s'est donné une bataille sur le lieu; il n'en a pas fallu davantage, le peuple a pris à la lettre une expression métaphorique; voilà l'équivoque; voilà la tradition; voilà la fable.

De même à Angers, Saint Maurille a, dit-on, ressuscité Saint René: sans vouloir attaquer de front cette tradition populaire, que de graves Auteurs rapportent, il se peut faire que la résurrection de Saint René n'ait été autre chose qu'une résurrection spirituelle de la mort du péché, soit originel, soit actuel, à la vie de la grace de régénération ou de réconciliation; le peuple, toujours ignorant, l'aura prise dans la suite pour une résurrection physique & corporelle de la mort naturelle à la vie du corps; je ne veux pas dire pour cela que la résurrection de St. René soit de cette espece: si les Auteurs de la vie de ces deux Saints rapportent ce miracle & le spécifient clairement, il n'en faut pas davantage pour donner à la tradition populaire une autorité qu'elle ne mérite point sans cela: que si les Auteurs contemporains, tels que *Fortunat*, *St. Mainbeuf* & autres, n'en disent rien, elle pourroit fort bien être mise au nombre de ces traditions dont je parle, & sur lesquelles il y a peu à compter.

La tradition qui nous annonce que l'Eglise de St. Pierre étoit autrefois Cathédrale, mérite une toute autre créance: d'abord, elle est ancienne, & nous ne voyons pas qu'aucun équivoque, ou que quelque fait mal entendu y ait donné lieu. Dès le temps de M. de *Miron*, Evêque d'Angers, ce fut un prétexte pour ce Prélat, mécontent du Chapitre de St. Maurice, de transférer son Siége dans cette

Eglise : ceux qui disent que c'est à cause de cette translation qu'elle passe aujourd'hui pour avoir été la Cathédrale, & que c'est ce qui a donné lieu à la tradition populaire, ne font pas attention que cet Evêque, dans le motif de sa translation, dit formellement qu'elle étoit anciennement la Cathédrale; que Bourdigné & Iret dans leurs Annales l'avoient déja appellée Cathédrale; & que les Chanoines mêmes de St. Maurice firent dès ce temps-là publier une Apologie, intitulée: *Réponse du Chapitre de St. Maurice d'Angers*, pour combattre cette tradition; preuve que dès-lors la tradition étoit ancienne & constante; elle ne vient donc pas de la translation du Siége Episcopal faite par M. de Miron, mais au contraire, M. de Miron ne la choisit préférablement à toutes les autres Eglises pour y placer son Siége Episcopal, qu'à cause qu'elle avoit été autrefois la Cathédrale; ce sont ses termes.

Long-temps avant M. de Miron, Jean XXII avoit adressé une Bulle au Chapitre de St. Pierre, où ce Pape qualifie leur Eglise d'ancienne Cathédrale de tout le Diocése, *quondam totius Diœcesis Cathedralis* : Messieurs de St. Pierre doivent avoir cette Bulle dans leurs Archives.

Le Dictionnaire Géographique, Universel & Historique par M. de Corneille, de l'Académie Françoise & de celle des

Inscriptions & Médailles, au mot *Angers*, dit: » Deffenseur qui vivoit au quatriéme » siécle, est le plus ancien Evêque dont » nous ayons connoissance; ce fut lui qui » dédia au nom de St. Pierre la premiere » Eglise, qui fut autrefois Episcopale. » Que cet Auteur, que le Gotique Bourdigné, que l'Annaliste Iret se soient trompés en mille endroits, & même dans quelques circonstances de ce fait, ils sont du moins les échos & les témoins d'une tradition constante, ancienne & universelle.

Notre tradition populaire n'a donc aucun caractere qui la puisse rendre suspecte, au contraire elle est constante & immémoriale; elle est d'ailleurs jointe à des faits & à des conjectures qui forment avec elle une preuve tout-à-fait convaincante que l'Eglise de St. Pierre étoit autrefois la premiere & la principale Eglise de la Ville & du Diocése.

Mais avant que de passer à ces preuves, je suis bien aise de remarquer ici, que sans vouloir trop donner dans les traditions populaires, j'ai appris par ma propre expérience à ne les pas négliger tout-à-fait, & l'état qu'on en doit faire.

En 1740, tant Vicaire de St. Florent-le-vieux, ma patrie, quelques Religieux Bénédictins & moi entreprîmes de découvrir la Grotte de St. Mauron, premier Abbé. Le lieu où l'on disoit qu'elle avoit été, étoit ſi rempli de terre & de broſſailles, qu'il étoit impoſſible d'en approcher; il n'en paroiſſoit plus de veſtige ni même d'apparence, il n'y avoit que le peuple & les enfants qui en conſervaſſent le ſouvenir; un vieux chêne qui avoit crû ſur ſon entrée ſervoit tout à la fois & à en déſigner le lieu, & à perſuader qu'il n'y en avoit point du tout: cependant après quelques mois de travail de la part des Moines & quelques journées d'hommes, (on ſçait que le travail des mains a toujours été en honneur en cette riche & célébre Congrégation,) nous découvrîmes une Grotte creuſée dans le roc, propre à recevoir un tombeau & à mettre à couvert pluſieurs perſonnes, & nous ne doutâmes plus de la vérité de la tradition populaire: il y a maintenant plus de vingt ans que ceci s'eſt paſſé; il s'y fit alors un concours conſidérable de peuple; aujourd'hui le lieu eſt ſi négligé, qu'elle s'apperçoit à peine à cauſe des épines & des ronces qui y ſont venues; & comme le vieux témoin eſt arraché, encore vingt ans, il n'en reſtera plus qu'une tradition confuſe, & on l'oubliera même tout-à-fait.

Voilà ce que ſont les traditions; voilà ce qu'elles deviennent: toutes ſeules elles ne forment que des preuves très-foibles & très-équivoques; joignez-les à leurs circonſtances, remontez à leur origine, rapprochez-les de leurs conséquences, suivez le fil, tenez-le bien & ne le perdez pas, vous pénétrerez au travers du labyrinthe jusqu'à la vérité cachée: ce qui ne prouve rien tout seul, forme quelquefois une démonstration quand on le joint à ce qui le concerne, suivant l'axiome : *Multa juvant, quæ non prosunt singula.*

Il en est des traditions populaires comme des fables, elles couvrent toujours quelque vérité; il n'est question que de la démêler : voyons maintenant ces conjectures, ou plutôt, ces preuves.

SECONDE PREUVE

Tirée de Faits, de Monuments & de Conjectures.

Ces faits, ces monuments & ces conjectures sont; 1°. Que tous les Evêques d'Angers jusqu'à St. Aubin inclusivement, ont été enterrés, soit dans l'Eglise de St. Pierre, soit dans le Cimetiere adjacent à cette Eglise. On me dira qu'il se peut faire qu'un Evêque choisisse sa sépulture dans une autre Eglise; cela est vrai, mais cela n'est pas ordinaire : or, tous les premiers Evêques, à commencer par Deffenseur, qui vivoit en 350, sous les Papes Jules & Libere, jusqu'à Saint Aubin qui vivoit en 550, ont été enterrés dans l'Eglise ou dans le Cimetiere de Saint Pierre; c'est donc une preuve que c'étoit l'Eglise où ils siégeoient; c'est encore une preuve que cette Eglise existoit déja.

Il faut vouloir fermer les yeux en plein midi, pour ne pas voir la vérité de cette conséquence. Le Copiste des Chartes de Saint Maurice, dit en termes exprès : Que Deffenseur a été enterré dans le Cimetiere de Saint Maurille, & que ses cendres y sont encore, parce qu'elles n'en ont point été tirées. Que Saint Apothême, second Evêque, y fut aussi enterré, mais que ses Reliques en furent levées pour être exposées à la vénération des Fideles, (c'étoit autrefois la seule canonisation.) Il ajoute, que Prosper, troisiéme Evêque, y fut aussi enterré, que ses Reliques y reposent encore aujourd'hui, & qu'elles n'ont point été exposées au culte public : c'est pourquoi ni lui ni Deffenseur ne sont point reconnus pour Saints. Il dit enfin, que Saint Maurille a aussi été enterré dans le Cimetiere de Saint Maurille, mais que ses Reliques en ont été levées & transferées à Saint Maurice. Nous célébrons dans notre Office la Fête de ces Translations le 19 Octobre. Peut-on porter plus loin la contradiction ou l'esprit de parti, que de dire que Deffenseur, Prosper, Apothême & Saint Maurille lui-même ont été enterrés dans le Cimetiere de Saint Maurille ; c'est Saint Maurille qui par la suite a donné son nom au Cimetiere & à l'Eglise qui a été bâtie sur son corps, joignant Saint Pierre: le Cimetiere où il a été enterré après les trois premiers Evêques ne s'appelloit certainement pas le Cimetiere de Saint Maurille avant que Saint Maurille fût Evêque ni qu'il eût seulement mis le pied dans la Ville d'Angers; c'étoit alors le Cimetiere de Saint Pierre, il entouroit & joignoit cette Eglise qui subsistoit déja, & dans laquelle, comme il est dit dans la vie de ce saint Evêque, il faisoit ses fonctions Pastorales & Episcopales.

L'Auteur de la Vie de ce Saint, & après lui toutes les Légendes, disent que ce saint Prélat étant parvenu à une extrême vieillesse, fit faire dans sa derniere maladie une petite voute ou cave souterraine dans le Cimetiere qui joint son Eglise, pour y mettre son corps après sa mort. La leçon de notre Breviaire l'appelle en Latin *Crypta*, du mot Grec *Crupto*; ce mot signifie cacher sous terre: notre mot François *Grotte* vient aussi probablement de là. Cette petite voute est devenue l'Eglise qui porte son nom & qu'on a bâtie dessus, dans l'étendue du Cimetiere de Saint Pierre; elle est précisement sous le Chœur de cette Eglise; c'est un morceau précieux pour son antiquité. On y a long-temps & presque jusqu'à nos jours célébré la Sainte Messe: on y voit encore plusieurs grands Tombeaux de pierre dure, dont l'un desquels servoit d'Autel. Il y a deux petits caveaux qui se touchent, & qui à proprement parler n'en font qu'un; on ne disoit la Messe qu'à l'entrée du caveau intérieur; il y a encore un grand Tombeau de pierre qui le remplit presque tout-à-fait, & qui laisse à peine le passage d'un homme; le corps du Saint y fut probablement mis d'abord : ce double caveau est son ouvrage *; l'on n'y descend aujourd'hui que très-difficilement & avec une échelle par une ouverture qui est cachée sous le pont du Chœur, & qui servoit probablement a y donner du jour avant qu'on eût allongé l'Eglise & qu'on eût fait l'Autel à la Romaine. Il y avoit autrefois une autre entrée fort commode avec un degré du côté d'occident; on l'a

* On a trouvé depuis peu dans l'Inventaire qu'on fait actuellement des Chartes de Saint Maurice, un vieux Manuscrit en vélin couvert de deux ais avec une courroie & du cuivre, sans date, ni commencement, ni fin, qui contient un grand nombre de Vies de Saints, & entr'autres celle de Saint Maurille, écrite par Saint Mainbeuf; elle est la seule qui porte une date & le nom de son Auteur, par ces mots : *In nomine Christi ego Magnobodus ac si peccator Episcopus Andecavensis secundum titulos justi Præsbiteri vitam Sancti Maurilii Episcopi & Confessoris, ut rusticitas mea compos fuit simpliciter planèque quantùm potui explicavi, in anno decimo Ordinationis meæ, & in anno trigesimo-tertio Principis nostri Domni Clotharii Regis, filii Chilperici Regis cum fidelitate paternâ & amore fraterno.* L'Auteur, soit que ce soit réellement Saint Mainbeuf, ou seulement son Copiste, n'y parle ni de Saint René, ni du miracle de sa résurrection; son ouvrage est cependant plutôt un recueil de miracles qu'une histoire de la Vie du Saint : il y dit donc, qu'avant de mourir il fit faire cette double cave, *duplicem cryptam*, à l'imitation du Patriarche Abraham, qui acheta la double caverne d'Ephron pour y enterrer son mort.

murée en détruisant le Jubé de l'Eglise ; & on a ainsi négligé un monument si respectable, & qui fut long-temps si respecté.

Le Cimetiere où cette cave souterraine fut pratiquée, quoiqu'assez étendu, ne l'étoit cependant pas outre mesure ; il ne renfermoit que l'espace des Eglises de Saint Maurille, de Saint Mainbeuf, de Saint Denis & de Saint Julien jusqu'à Saint Martin, qui toutes presque se touchent, & ont été bâties depuis : cet espace ne formoit autour de l'Eglise de Saint Pierre qu'un champ d'assez peu d'étendue, comme en peuvent juger ceux qui connoissent le local.

Ce Cimetiere devoit même être fort étroit, eu égard aux usages & aux sentiments de nos Peres qui, plus soigneux que nous de leurs sépultures, avoient attention de les faire de telle sorte qu'on ne troublât point leurs cendres en ouvrant leurs fosses & leurs tombeaux, pour y placer pêle-mêle, comme on fait aujourd'hui, d'autres corps ; les tombeaux de pierre dont nous parlerons ci-après en sont une preuve. Toutes les Eglises qui sont dans cet espace ont été bâties par les Evêques d'Angers ; sçavoir, Saint Saturnin, aujourd'hui Saint Mainbeuf, par Saint Mainbeuf, Saint Julien ou Saint Jean, par Saint Lezin, la Voute ou Caveau de Saint Maurille, par Saint Maurille, pour en faire le lieu

de

de leurs ſépultures, ou comme on parloit en ce temps-là, le lieu de leurs mémoires. Or, ce n'étoit que parce que ce Cimetiere étoit la véritable & ancienne communion des vivants & des morts, qu'ils y choiſiſſoient leurs ſépultures, préférablement à tous les autres lieux. C'eſt ce que fait entendre l'Auteur de la Vie de Saint Mainbeuf, lorſqu'il dit : » Il commença à bâtir dans le Fauxbourg de ſa » Ville un Monaſtere, à l'exemple du » Bienheureux Lezin ſon maître & ſon » prédéceſſeur . . . . . . Ayant donc bâti une » Egliſe en l'honneur de Saint Saturnin, » Martyr, il s'appliqua à l'orner en dedans » & en dehors . . . . . Il commença à fré» quenter ce lieu avec plus d'affection, » comme étant plus convenable aux orai» ſons ſecretes, & plus propre à exercer » les œuvres de miſéricorde envers les » pauvres : car c'étoit là qu'il avoit réſolu » de finir ſa vie & de repoſer après ſa mort, » comme il eſt arrivé. *

Saint Lezin, Comte d'Anjou, eſt un des premiers qui ſe fixa dans la Cité, dans la Maiſon des Ducs ou Comtes de cette Pro-

* *In Suburbio Civitatis ſuæ cœpit ædificare Monaſterium exemplo videlicet Beatiſſimi Licinii magiſtri & prædeceſſoris ſui . . . . . Ædificatam igitur Eccleſiam ſub honore Sancti Saturnini Martyris . . . Intrinſecus & extrinſecus ſtuduit exornare . . . Eumdem locum cœpit familiariùs incolere ut pote ſecretis orationibus magis idoneum & exercendis miſericordiæ operibus circa pauperes aptiorem ; nam & ibidem vitam finire & corpore pauſare poſt mortem ſicut & contigit deſtinaverat.*

vince. Il n'étoit ni naturel ni ordinaire aux premiers Chrétiens de s'assembler dans les Villes, qui étoient toutes Païennes ; mais par-tout ils commençoient à s'assembler hors les murs : ainsi à Rome les premiers Chrétiens s'assemblerent au Vatican, hors les murs, jusqu'à ce que Constantin, qui rendit la paix à l'Eglise, leur eût bâti l'Eglise de Saint Jean de Latran : de même à Angers, il y avoit long-temps que les Chrétiens avoient une Eglise sous l'invocation de Saint Pierre, auprès & hors les murs de Ville, où ils célébroient, soit en cachette, soit publiquement, les divins Mysteres, & où ils avoient ce qu'on appelloit alors *Cœmeterium Christianorum*, un Cimetiere de Chrétiens, avant que le premier Evêque y fût envoyé ; car l'on n'envoyoit des Evêques que dans les lieux un peu peuplés, & où la moisson étoit déja formée.

Ce qu'on appelloit alors *Cœmeterium Christianorum*, Cimetiere de Chrétiens, étoit, à proprement parler, l'Eglise ou le lieu où ils s'assembloient, & l'espace qui l'entouroit. En 257, Emilien, Préfet d'Egypte, dit à Saint Denis, Evêque d'Alexandrie : » Je vous enverrai du côté » de la Libie, & il ne sera permis ni à vous » ni à aucun autre de faire des assemblées, » ni d'entrer dans ce que vous nommés » Cimetiere. Dans la même année, sous la persécution de Valerien, le Proconsul Paterne dit à Saint Cyprien, Evêque de Cartage, en l'envoyant en exil: » Les » Empereurs ont défendu que l'on fasse des » assemblées en aucun lieu, ni que l'on » entre dans les Cimetieres. En 258, le Pape Saint Sixte fut pris comme il étoit au Cimetiere de Caliste pour célébrer les saints Mysteres. En 261, l'Empereur Gallien, dans une Ordonnance qu'il envoye aux Evêques, leur permet de reprendre les places des Cimetieres.

Or, si de l'aveu des Adversaires il y avoit déja un Cimetiere dans l'espace où est placée l'Eglise de Saint Pierre, comme ils en conviennent, & comme ils en doivent convenir, puisque les premiers Evêques y ont été enterrés, je demande où étoit alors leur Eglise?

Il faut donc dire, que puisque c'étoit un Cimetiere, c'étoit conséquemment le lieu de la communion des Chrétiens & de leurs assemblées. Je l'ai suffisamment prouvé par la notion générale du mot *Cimetiere*, qui ne signifioit pas autre chose alors, quoiqu'en Grec il ne veuille dire que *dormition*, du verbe *Coimao dormio*; mais je le prouve encore plus évidemment par la pratique universelle de l'Eglise, qui ne célébroit jamais ses divins Mysteres que sur le tombeau de ses Martyrs ou de ses Fideles. Nous ne dressons pas un Autel à Etienne, dit Saint Augustin, mais nous faisons du corps d'Etienne un Autel à Dieu : *Non facimus Aram Stephano, sed de reliquiis Stephani facimus Aram Deo.* C'eut été une ignominie pour un Fidele d'être séparé de la sépulture des Martyrs ; & c'eut été une espece d'irréligon & de profanation de la part de l'Eglise, d'offrir ailleurs que sur leurs corps son Sacrifice. Si donc l'espace de Saint Pierre étoit alors le Cimetiere des Chrétiens, & si ce Cimetiere n'a jamais pu être ailleurs que dans cet espace, comme on le démontre, il faut nécessairement dire, que dès-lors ce lieu là précisément étoit le lieu de leurs assemblées, & par conséquent leur Eglise.

Mais il est d'ailleurs prouvé que l'Eglise de Saint Pierre existoit déja, & vraisemblablement on y apportoit les corps de tous les Chrétiens de la Ville & des environs ; l'espace, comme nous avons dit, n'étoit pas trop grand depuis Saint Pierre jusqu'à Saint Martin : on peut encore regarder cette derniere Eglise comme une mémoire des Evêques, puisque Saint Loup fut enterré dans son Cimetiere, d'où il fut transferé dans l'Eglise même.

Ceci est si vrai, qu'en 1757, lorsque nous avons bâti la nouvelle Sacristie de la Paroisse de Saint Pierre, nous trouvâmes à douze à quinze pieds en terre une infinité de tombeaux de pierre dure, placés les uns auprès des autres, à ne pas laisser le moindre espace vaquant : tout cet endroit depuis Saint Maurille jusqu'à Saint Martin est sans doute rempli en terre de ces sortes de tombeaux.

C'étoit encore la coutume dans les septiéme & huitiéme siécles, où les Eglises étoient moins multipliées, d'apporter les corps de quatre ou cinq lieues à la ronde dans le lieu de l'assemblée des Fideles; ce qui formoit une communion des vivants & des morts d'autant plus étroite & plus marquée. Nous en avons un exemple dans la Paroisse de Chenehutte, aux Tufeaux, près Saumur; la tradition du lieu & de tout le canton de la ville de Doüé, qui en est éloignée d'environ trois lieues, est que cette Eglise étoit l'Eglise Matrice de tous ces cantons là : la bâtisse en est effectivement fort ancienne; & le fait autorise cette tradition, en ce que les Romains y avoient bâti une Forteresse, dont la circonvallation existe & paroît encore sous le nom du Chatelier de Chenehutte, tout joignant l'Eglise. L'on y trouve tous les jours des médailles de cuivre, & quelquefois d'or; j'en ai conservé long-temps une, avec cette inscription d'un côté, *Claudius Cæsar Germanicus*; & au revers, *Ara pacis*; le lieu s'appelloit *Orvalle*, ou *Orvane*. Tout le canton est encore rempli de tombeaux d'une pierre dure, semblable à celle de Doüé ; on a sûrement dû les y transporter de là, puisque la pierre du lieu n'est qu'un tuf mol, dont nos Villes d'Angers & de Nantes s'embellissent tous les jours.

Les tombeaux que nous avons trouvés en 1757 dans les fondements de notre Sacristie de la Paroisse de Saint Pierre d'Angers, & qui remplissent, comme il est aisé de le conjecturer, * tout l'espace qui regne depuis Saint Pierre jusqu'à Saint Martin, & qui formoit ce qu'on appelloit *Cœmeterium Christianorum*, sont en partie d'ardoise, & en partie de cette pierre dure semblable à celle de Doüé, dont je parle : ils ont donc nécessairement été transportés de fort loin, puisqu'il n'y a point à Angers de pierre semblable, & que tous les édifices sont bâtis d'une pierre différente.

On trouvera peut-être ici quelque affectation pour ce qui me regarde ; j'en ai réellement peur : cependant la chose est à la lettre ; les tombeaux, la tradition, les faits, les rapports à mon sujet, m'ont mis dans l'occasion & la nécessité de lâcher cette digression, si c'en est une. Je reviens à Saint Pierre.

* Cette conjecture s'est vérifiée lorsqu'on a creusé les fondements de la nouvelle maison qu'on bâtit actuellement près Saint Martin ; on y trouva quantité de tombeaux & de médailles ; tout le monde alla les voir. Cette Dissertation avoit déja paru en manuscrit ; comme l'Auteur étoit absent, quelqu'un dit : ô qu'il seroit aise, s'il étoit ici, de voir ces tombeaux & ces médailles dont il a parlé sans les avoir vu !

Le local, la tradition, les monuments, les Adversaires, tous, en un mot, conviennent qu'il y avoit dès le temps des premiers Chrétiens un Cimetiere à Saint Pierre; les tombeaux qui y sont à douze ou quinze pieds en terre le prouvent. A Angers comme à Rome, & dans toutes les anciennes Villes, les terres rapportées ou éboulées des ruines, des sacs & des débris, ont considérablement surmonté l'ancien plan; au lieu qu'en Chenehutte, les tombeaux sont dans les champs à fleur de terre: à Rome, la base de la Colonne *Trajanne* est plus profonde que la rue de plus de quinze à vingt pieds; on a fait un mur ou talut autour qui soutient les terres de la place. De même à Angers, les tombeaux dont je parle sont au-dessous des rues d'aujourd'hui, à dix ou douze pieds en terre; preuve qu'ils sont fort anciens, & que les rues & le plan de la Ville ont beaucoup changés depuis qu'ils y sont placés, puisqu'on ne les place ordinairement qu'à fleur de terre, & qu'on ne peut commodement les placer autrement.

Il est donc constant que du temps des premiers Chrétiens, l'espace où l'Eglise de Saint Pierre est située étoit le Cimetiere des Chrétiens du Diocése, ou de presque tout le Diocése, *Cœmeterium Christianorum.* Il est encore constant que l'Eglise de Saint Maurice n'étoit pas alors bâtie, & qu'elle ne l'a été que depuis la mort de Saint Maurille, & à plus forte raison, long-temps après la sépulture & la mort de Deffenseur, premier Evêque, qui est enterré, selon la copie des Chartes de Saint Maurice, dans le Cimetiere de Saint Maurille, près Saint Pierre. Il est encore très-constant que l'Eglise de Saint Mainbeuf n'a été bâtie que long-temps après, puisque c'est cet Evêque qui l'a bâtie pour y être *Ensepulturé*: il faut dire la même chose de Saint Julien & de Saint Martin. L'Eglise de Saint Pierre étoit donc alors la seule qui subsistoit dans le Cimetiere, & qui pût être appellée *Cœmeterium Christianorum;* que si l'Auteur de l'Almanach Angevin dit que cet espace étoit un Cimetiere des Païens, je lui demanderai, pourquoi Deffenseur, Saint Maurille, Saint Benoît, Saint Aubin, & les autres Evêques y ont été enterrés? ceci est sans replique.

Au contraire, il est contre le bon sens de dire que les Chrétiens se soient d'abord étabis dans la Cité, & qu'ils y aient eu un Cimetiere: nous avons fait voir qu'à Rome même ils étoient hors les murs, & que Constantin est le premier qui leur ait donné un établissement dans la Ville, à son Palais de Latran, *in Laterano.* L'Eglise qu'il leur bâtit prend & porte le titre de Mere & de Chef de toutes les autres Eglises: *Ecclesia mater & caput Ecclesiarum orbis & urbis.* La

Vatican, lieu de la ſépulture de Saint Pierre, hors les murs, étoit certainement, avant le Palais de Latran, le lieu de l'aſſemblée des premiers Chrétiens : on ſuivit à Angers l'exemple de la Capitale du Chriſtianiſme ; ainſi à Nantes, les premiers Chrétiens s'aſſembloient à St. Similien, hors les murs ; & peut-être auſſi à Paris à St. Marcel, ou d'abord ſur Montmartre, auprès de la Ville, ce que je n'aſſurerai pourtant pas.

Les Chrétiens d'Angers n'eurent pas probablement plus de priviléges que ceux de la Métropole, qui avoit déja un Evêque dès la premiere année de l'Empire de Dece, & qui, au rapport de Gregoire de Tours, célébroient, ſous Saint Gatien leur premier Evêque, les ſaints Myſteres dans des lieux cachés & à l'écart, pour éviter les mauvais traitements des principaux Citoyens : *Per cryptas & latibula cum paucis Chriſtianis Myſterium ſolemnitatis diei Dominicæ clauculò celebrabat.* Voici le texte tout au long, tel qu'il eſt dans Gregoire de Tours, *Hiſt. Francorum*, *libro* 10, *cap.* 31. » Gatien eſt le premier Evêque qui fut » envoyé à Tours par le Pape du Siége de » Rome, la premiere année de l'Empire de » Dece : il y avoit dans cette Ville, (Tours) » une multitude de Païens adonnés à » l'Idolatrie, dont il en fit convertir plu- » ſieurs au Seigneur par ſa prédication ;

» mais cependant il se cachoit encore pour » éviter les poursuites des principaux Ci» toyens, qui, lorsqu'ils l'avoient trouvé, » lui avoient fait des outrages & des inju» res ; c'est pourquoi, avec le peu de » Chrétiens qu'il avoit convertis, il célé» broit en cachette dans des souterrains & » des lieux cachés le Mystere de la solem» nité du jour du Seigneur.

Lidorius, second Evêque, fut ordonné » la premiere année de l'Empire de Cons» tance ; il étoit un des Citoyens de Tours, » homme fort religieux. Ce fut lui qui bâtit » la premiere Eglise dans l'enceinte de la » ville de Tours, lorsqu'il y avoit déja » un grand nombre de Chrétiens ; & la » premiere Basilique fut faite par lui dans » la maison d'un certain Sénateur. De son » temps Saint Martin commença à prêcher » dans les Gaules. Il siégea trente-trois ans » & mourut en paix ; il fut enseveli dans » la susdite Basilique qui porte encore au» jourd'hui son nom.

» Martin, troisiéme Evêque fut ordonné » la huitiéme année de l'Empire de Valens » & Valentinien ..... Ce fut lui qui trans» fera le corps du Bienheureux Gatien, & » qui le mit auprès du sépulcre de Saint » Lidoire, dans la susdite Basilique de son » nom : il empêcha l'Empereur Maxime de » faire mourir les Hérétiques, disant qu'il » suffisoit de les séparer des Eglises & de la

» communion des Catholiques. *

On prétend que le lieu où est aujourd'hui Marmoutier fut d'abord l'endroit où se cacherent & s'assemblerent les premiers Chrétiens sous Saint Gatien; qu'ensuite ils s'approcherent de la Ville, dans un Cimetiere qu'ils avoient, *in ipsius vici Cœmeterio quod erat Christianorum*; & qu'enfin Saint Lidoire les y établit tout-à-fait. Il en fut de même à Angers; en effet, le local tel qu'il est, & tel qu'il étoit alors, ne permet & n'a jamais permis que Saint Maurice fût le Cimetiere des premiers Chrétiens, ni le lieu de leurs premieres assemblées, puisque cette Eglise est bâtie sur les murs

* *Primus Gatianus Episcopus anno Imperii Decii primo, à Romanæ sedis Papâ transmissus est; in quâ Urbe multitudo Paganorum idololatriis dedita commorabatur, de quibus non nullos prædicatione suâ converti fecit ad Dominum; sed interdùm occulebat se ob impugnationem Potentum, eò quòd sæpius eum injuriis & contumeliis, cùm repererant ad fecissent; ac per cryptas & latibula cùm paucis Christianis, ut diximus, per eumdem conversis Mysterium solemnitatis diei Dominicæ clauculò celebrabat.*

Secundus anno Imperii Constantis primo Lidorius ordinatur Episcopus; fuit autem de Civibus Turonicis, & hic valdè religiosus: hic ædificavit Ecclesiam primam intra urbem Turonicam cum jam multi Christiani essent; primaque ab eo in domo cujusdam Senatoris Basilica facta est. Hujus tempore Sanctus Martinus in Galliis prædicare exorsus est. Sedit autem annos xxxiii & obiit in pace, sepultusque est in supra scriptâ Basilicâ, quæ hodieque ejus nomine vocitatur.

Tertius Martinus anno viij Valentis & Valentiniani Episcopus ordinatus...... Hic transtulit corpus Beati Gatiani, sepelivitque ipsum juxtà sepulchrum Sancti Litorii in illâ nominis sui præfatâ Basilicâ; hic prohibuit Maximum ne gladium in Hispaniam ad interficiendos destinaret Hereticos quibus sufficere statuit quod à Catholicorum essent Ecclesiis vel communione remoti. Historiæ Franc. lib. 10. cap. 31.

même de l'ancienne Ville, & joignant la maison des anciens Comtes ou Gouverneurs de ce temps là. Il est donc clair comme le jour que le *Cæmeterium Christianorum*, c'est-à-dire, le lieu de leurs assemblées, étoit à Saint Pierre, hors & auprès des murs de la Ville, *prope & extra muros Andegavenses.*

Lorsqu'on bâtit en 1757 le nouvel Autel de Saint Maurice, & qu'il fut question de creuser les fondements des six colonnes de marbre qui ont occasionné tant de dépense, on trouva un mur fort épais & fort dur, & au-delà une profondeur très-grande : on ne sçut d'abord ce que c'étoit ; quelques-uns déciderent avec autorité que c'étoit l'ancien cul de lampe du Chœur, qu'on avoit allongé depuis ; on les crût, & on ne fit pas attention que c'étoit le mur même de la Cité, qui regne précisément vis-à-vis cet endroit, depuis la Sacristie jusqu'à la Porte de la Vieille Charte & au-delà, & qui fournit des promenades à plusieurs maisons canoniales : ce mur n'est interrompu que par l'Eglise, il reprend dans la maison Episcopale & va jusqu'à la Porte Angevine ; il répond directement à la situation du grand Autel qui est à la Romaine, & qui laisse un vaste espace derriere lui. Sans doute que les Angevins eurent la complaisance de renverser leurs murs de Ville, & de la laisser ainsi sans défense pour bâtir leur Eglise ; à moins qu'on ne veuille dire qu'il y avoit déja une autre enceinte, & que le Chœur ne fut bâti qu'après cette derniere enceinte, qui n'a certainement été faite que long-temps après Saint Pierre.

Tout ceci est un argument de convenance qui est assez clair par lui-même ; mais il passe à une espece de démonstration, lorsqu'on fait attention qu'il est marqué dans la Vie de Saint Maurille, écrite par Fortunat, de Poitiers, & par Saint Mainbeuf, (cette vie est rapportée par Surius, & Surius lui-même est cité dans un vieux Théologien, imprimé à Liége, à la question du Saint Crême) il est, dis-je, marqué dans la Vie de Saint Maurille, qu'il célébroit les divins Mysteres dans la Basilique de Saint Pierre, lorsqu'une Dame des environs d'Angers, (c'est de la Possoniere,) lui apporta son enfant pour recevoir le Baptême ou le saint Crême, parce qu'il s'en alloit mourant ; la tradition populaire dit le Baptême, mais cet Auteur que j'ai lû dans la Bibliothéque de l'Oratoire à Saumur, parle de la Confirmation, & en tire un assez mauvais argument pour prouver la nécessité absolue de ce Sacrement, (cela ne fait de rien à la question ;) voici les termes de ce Théologien & de Surius selon lui : *Dum paulò diutius remoraretur (Maurilius) in celebratione actionis in Basi-*

établi

licâ Sancti Petri prope & extra muros Andégavenses moritur infans. L'ancien manuscrit de Saint Maurice, que nous avons déja cité, sans rien dire de ce miracle, dit que Saint Maurille ayant, selon sa coutume, passé la nuit dans la Basilique de Saint Pierre, on lui présenta un aveugle, qu'il guérit; voici les termes: *Dum in Basilicâ Sancti Petri more suo quamdam noctem pervigilem duceret, oblatus est ei, &c.*

Il y avoit donc une Basilique de Saint Pierre dès le temps de Saint Maurille; ce saint Evêque y célébroit non seulement le Sacrifice, non seulement il y faisoit l'Office de nuit à son ordinaire, *more suo*, mais il y faisoit encore les fonctions Pastorales & Episcopales. Puisqu'une Dame lui apporta son enfant pour lui faire recevoir le saint Crême, soit que ce fût comme aujourd'hui le supplément du Baptême, soit que ce fût le Baptême lui-même, comme il est plus vraisemblable, ou seulement la Confirmation que l'Evêque donnoit après le Baptême, il est toujours constant qu'il y avoit une Basilique de Saint Pierre; il est encore constant qu'on l'appella Basilique dès le commencement, nom qu'on ne donnoit alors qu'aux grandes & principales Eglises.

La tradition la plus commune, & les Auteurs des deux Vies de ces deux saints Evêques, parlent du Baptême, qui étoit alors une fonction principale des Evêques ; or, si c'étoit le Baptême, il y avoit donc dès-lors un Baptistaire à Saint Pierre ; ou si ce n'étoit pas le Baptême, il y avoit du moins un dépôt des Huiles saintes pour le saint Crême. Est-il probable & tombe-t-il sous le sens qu'il y ait eu dans un aussi petit endroit, qu'étoit alors la Cité d'Angers, plusieurs Baptistaires ; puisqu'encore aujourd'hui en Italie, à Sienne, à Florence, & dans toutes les grandes Villes, même en France, au Puy, à Bordeaux & ailleurs, où l'on s'est moins écarté des anciens usages que dans toutes les autres Villes, il n'y a qu'un seul & même Baptistaire, où non seulement les enfants de toute la Ville, mais encore de tous les environs à deux ou trois lieues, sont régénérés en Jesus-Christ ; ce Baptistaire est toujours adjacent & dépendant de l'Eglise principale & Cathédrale, qu'on appelle *le Dôme* ou *la Majore.*

Il en étoit de même à Rome dans les premiers siécles, & les Papes en partageant la Ville en différents quartiers, y placerent des Diacres, des Prêtres & des Evêques pour y baptiser les Fideles ; c'est pourquoi les Paroisses de Rome s'appellent encore aujourd'hui des Baptistaires. » Le Pape Denys, dit un Auteur, après » Hygin, fut le premier qui partagea aux » Prêtres les Eglises, les Cimetieres & les

» Paroisses. *Is primus (Dionisius) post Higinum Presbyteris divisit Ecclesias, Cœmeteria & Parochias, inquit Damasus.* Le même dit du Pape Marcel, qu'il fit vingt-quatre Titres ou Diocéses dans la Ville, tant pour le Baptême que pour la Sépulture & la pénitence des Fideles.

Saint Pierre d'Angers étoit donc un Baptistaire, c'est-à-dire une Eglise Pastorale, & par conséquent Episcopale dès le temps de Saint Maurille, & avant lui dès le temps de Deffenseur, puisque tout le monde sçait que le Baptême étoit la fonction principale de l'Evêque, à qui seul, comme Chef & Capitaine de la Milice Chrétienne, il appartient d'y enroller des Soldats ; ce qui fait qu'encore aujourd'hui l'on ne doit pas baptiser un adulte sans son avis & qu'à son refus, suivant la rubrique.

Un fait qui résulte de cet ancien usage, & qui cadre parfaitement avec tous ces principes, c'est qu'encore aujourd'hui le Curé de Saint Pierre est le premier Curé-Cardinal de la Ville & du Diocése, suivant l'Arrêt de 1756, confirmatif en ce point de l'Ordonnance Episcopale & de l'ordre qui y est établi; & que tous les Curés-Cardinaux de la Ville sont obligés de prendre chez lui les saintes Huiles & le saint Crême. Il étoit bien naturel que l'Eglise primitive, qui étoit d'abord le Baptistaire commun de toute la Ville, lorsqu'on eut établi par la suite des Fonts dans les nouvelles Eglises qu'on bâtit pour la commodité du Ministere, conservasse le dépôt du saint Crême, comme le centre commun d'où toutes les autres Eglises reçoivent la participation des choses saintes, & que les Prêtres en fussent les dépositaires; aussi les Saints Canons veulent-ils qu'on aille toujours les prendre chez le plus digne, tels que sont les Doyens ou les Archiprêtres, qui les distribuent ordinairement par tout leur district, même aux Eglises les plus voisines des Villes Episcopales. Or, pourquoi le Curé de Saint Pierre d'Angers seroit-il le dépositaire & le dispensateur des saintes Huiles, préférablement à tous les autres Curés de la Ville, si son Eglise n'avoit pas été dès le commencement le Baptistaire dont je parle? (C'est peut-être encore à cause de cela que le Curé de Saint Pierre est dans l'usage de percevoir le double droit de feuages, pendant que les autres Curés ne

On a trouvé depuis peu dans l'Inventaire des Titres de St. Maurice un vieux Cérémonial manuscrit, qui contient l'ordre qui suit, pag. 74, à l'article, *In die Resurrectionis Domini. Diaconi & Subdiaconi induuntur vestimentis solemnibus, similiter Præsbiteri Cardinales videlicet Rectores SS. Petri, Maurilii, Magnobodi seu Dionysii, Johannis. Sā. Martini; Sā. Michaelis de Palude; Sæ. Crucis; Sæ. Ebulphi; Sā Aniani de Aquariâ; Sā. Laudi; Sā. Samsonis & Sā. Michaëlis de Tertro.* Les quatre Collégiales sont désignées par une seule & même dénomination; *SS. Petri, &c.* Saint Michel du Tertre n'est qu'après Saint Samson & avec lui, comme dépendants l'un & l'autre de Saint Serge, où Saint Samson plus voisin avoit le pas.

perçoivent que le simple, qui est de deux sols par feu.

Je passe sous silence les fosses du petit Saint René, qui sont dans la Chapelle souterraine de Saint Pierre, quoique ces fosses aient été faites par des Maçons comme une représentation, & qu'il ne faille pas croire à la lettre, comme le peuple superstitieux le croit, que ces fosses soient précisément les mêmes que celles où il fut, dit-on, enterré; elles sont du moins un témoignage du fait & du lieu où il dût l'être.

Je ne parlerai pas non plus de l'antiquité de cette Chapelle souterraine de St. René, ni de celle de la Cave qu'on appelle la Cave de Saint Aubin, qui est sous le Choeur de Saint Pierre. Saint Aubin qui lui donne son nom y fut d'abord enterré, comme le dit notre Breviaire; elle contient une assez vaste Chapelle ou Eglise, avec des Autels, pour avoir été la premiere Eglise des Chrétiens : il est tout vraisemblable, & la bâtisse en fait foi, que ce souterrain l'étoit en effet, & que c'est là où Saint Maurille, après Deffenseur, aura fait ses fonctions Episcopales avec ses premiers Clercs. L'Eglise qui subsiste aujourd'hui sur ce souterrain n'a été bâtie que depuis; & il est probable qu'elle a encore été brûlée & rebâtie, comme on verra.

Les preuves que nous venons de rapporter sont assez claires & assez fortes, sans nous amuser à ces sortes d'indices, qui ne laissent pourtant pas de former une espece de probabilité à laquelle un bon esprit ne peut ni ne doit se refuser; mais les esprits faux, vetillards & chicaneurs ont toujours coutume d'opposer à des preuves morales & de convenance des arguments métaphysiques, & de nier les choses, à moins qu'on ne leur apporte des démonstrations au vu & au sçu, comme s'il s'agissoit de convaincre & de condamner un homme accusé de poison ou d'homicide; ils ont toujours des peut-être à opposer à des faits que la fausseté & la petitesse de leur génie ne leur permet jamais d'approfondir ni de suivre. On a donc une troisiéme espece de preuve à leur produire, qui consiste en Titres, & qui jointe aux conjectures & à la tradition, forment une démonstration sans replique; cependant avant de passer à cette troisiéme preuve, je ne puis m'empêcher de remarquer une chose, qui marque bien l'antiquité de St. Pierre, à laquelle peu de personnes font toute l'attention qu'elle mérite; c'est la précieuse Relique qu'elle posséde, & qu'elle expose toutes les Fêtes de Saint Pierre dans un reliquaire de cuivre ou d'argent doré, orné de quelques diamants, qui imite parfaitement en petit la Statue de Saint Pierre que j'ai vu à Rome au haut de l'Eglise, à main droite : il y a indulgence à baiser cette Statue de bronze, qui représente l'Apôtre assis en grand dans une chaire de même, toute semblable au Reliquaire dont je parle : celui d'Angers contient *une dent & une côte de Saint Pierre Apôtre. Dens cum costâ Beati Petri Apostoli.* L'inscription est plus ancienne que le Gotique ; la Relique est peut-être aussi plus ancienne que le reliquaire, quoique la forme & la façon en soit remarquable, étant fabriquée sur le modele dont je parle.

On sera sans doute étonné qu'une Eglise particuliere & si éloignée de Rome posséde une aussi rare & aussi précieuse Relique ; on doit l'être, en effet, si l'on fait attention que Saint Gregoire le Grand, qui vivoit vers le sixiéme siécle, écrivoit à l'Impératrice Constance, qui lui demandoit le Chef de Saint Paul : *Facere non possum nec audeo* : je ne puis, ni ne l'ose faire ; & cela dans le temps même qu'il imploroit la protection de cette Impératrice contre le faste & l'entreprise de Jean de Constantinople, qui prenoit le titre d'Evêque des Evêques. Quoi, dira-t-on, un Pape refusera à une Impératrice une Relique de Saint Paul, tandis qu'une petite Eglise d'Angers en possédera une de Saint Pierre ? cela paroît d'abord sans doute étonnant, mais il cesse bientôt de l'être si l'on fait attention à l'antiquité de l'Eglise qui la posséde

C'étoit la coutume de tous les premiers Evêques d'aller à Rome au Tombeau des Bienheureux Apôtres, *ad limina Apostolorum*, reconnoître le Vicaire de Jesus-Christ & le Successeur de Saint Pierre dans cette Capitale du monde Chrétien ; souvent même ils en recevoient la Mission immédiate, s'y faisoient ordonner, du moins les grands Siéges & les Métropoles, & toujours ils en prenoient des Lettres de communion. Nous voyons que St. Mainbeuf, Evêque d'Angers, qui vivoit du temps de Saint Gregoire, y fit plusieurs voyages avant son Episcopat & pendant son Episcopat ; il en rapporta plusieurs Reliques, entr'autres celles de St. Jean-Baptiste pour son maître & son prédécesseur St. Lezin, qui vouloit bâtir une Eglise à ce Saint Précurseur ; il n'étoit pas le premier qui eût eu cette dévotion, qu'on regardoit alors comme essentielle & indispensable ; ses Prédécesseurs l'avoient eue avant lui. St. Maurille, qui vivoit plus de deux cens ans auparavant, étoit natif de Milan ; l'amour de sa Patrie jointe à la piété nécessaire, ou reputée telle de ces premiers temps, l'auront sans doute comme les autres porté à faire ce voyage : Ce qu'il y a de vrai, c'est que presque tous les premiers Evêques y sont allés ; nous verrons dans la suite, que Saint Martin en revenant de Rome passa par Agaune, d'où il apporta du Sang de St. Maurice.

Il est encore vrai que les Eglises les plus anciennes sont presque toutes dédiées à Saint Pierre ; (on en comptoit déja beaucoup du vivant de cet Apôtre qui lui étoient érigées, dit l'Auteur de sa Vie) & les Pasteurs de ces Eglises, en allant à Rome y recevoir leur Mission, ou du moins y reconnoître le centre de la Communion Ecclésiastique dans la personne du Souverain Pontife, comme nous avons dit, ne manquoient jamais d'en apporter des Reliques pour dédier leur Eglise, ou du moins pour les enrichir lorsqu'elles étoient déja dédiées ; il étoit même nécessaire & indispensable, comme nous avons vu, d'avoir des Reliques des Martyrs pour en faire des Autels ; nous ne voyons pas qu'il y en ait eu qui aient souffert à Angers vers ce temps-là ; du moins nous n'avons ni leurs noms, ni leurs actes, ni leurs Reliques. Celles de Saint Maurice, pour la Cathédrale d'aujourd'hui, furent apportées d'Agaune, comme on verra ; celle de Saint Julien, ou Saint Jean-Baptiste, fut apportée de Rome par Saint Mainbeuf ; celle de Saint Martin, s'il y en a une, ne l'aura été que long-temps après la mort de ce Saint Evêque ; or, il y avoit déja un Saint Pierre à Angers.

Les Annales d'Aquitaine, imprimées à Poitiers chez les Bouchet en 1557. *fol.* 9, disent. » Hilaire étant à Rome dans un

» Concile, obtint une partie des Barbes de » Saint Pierre pour son Eglise, (que Saint » Martial avoit fait bâtir à Poitiers on pur » Sang de Saint Pierre, dans le temps de » sa mort qu'il avoit appris par révéla- » tion ;) ces Barbes, avec d'autres Reli- » ques, reposent en icelle Eglise dans la » maîtresse chasse, selon une ancienne » Charte que nous avons vu, & confor- » mément au témoignage de Bernardus » Guidonis au Catalogue des Papes.

Il est donc vraisemblable que l'Eglise de Saint Pierre, qui subsistoit déja du temps de Saint Maurille, quatriéme Evêque, même auparavant, & dont on ignore la fondation, aura eu le même avantage.

Il n'étoit pas alors si difficile d'en obtenir des Bienheureux Apôtres mêmes, qu'il le fut dans la suite sous Saint Gregoire, que les Eglises & les Chrétiens commençoient déja à se multiplier dans toutes les Gaules. Cette condescendance avant St. Gregoire étoit nécessaire pour la propagation & l'établissement des Eglises dans ces contrées toutes sauvages.

En effet, ces Provinces du temps de Deffenseur & de Saint Maurille, c'est-à-dire, vers le quatriéme siécle, étoient encore dans une barbarie peu différente de celle dont Cæsar nous fait une si affreuse peinture dans ses Commentaires *de Bello Gallico*. Ce qu'il nous dit alors de nos

Peres, de leurs mœurs, de leur Religion, de leur façon de vivre, approche fort de ce qu'on nous apprend des Sauvages du Canada; trois cens cinquante ans ne les avoient sûrement pas débarbarisés ni civilisés, ce ne fut l'ouvrage que de la Religion Chrétienne; (de là que ne peut-on point conclure pour prouver la nouveauté du monde ?)

Encore du temps de Charlemagne en huit cens, les Eglises étoient si peu multipliées & les campagnes si peu peuplées, que tel Diocése qui contient maintenant quatre ou cinq cens Eglises Paroissiales, n'en avoit peut-être pas alors vingt ou trente; il n'y en avoit que dans les gros endroits & dans les Cités; & les Cités elles-mêmes, les plus considérables, ne valloient pas alors nos gros Bourgs d'aujourd'hui : quiconque lira avec attention l'Histoire en général, & en particulier celle de l'Eglise Gallicane, & les fondations des Eglises & des Prieurés, conviendra aisément de ce que j'avance ici. La ville d'Angers elle-même, quoique déja Episcopale, n'étoit qu'un très-petit Château, qui n'eut long-temps que la premiere enceinte ou cloison qui prenoit à la Vieille Charte, la Porte Angevine & la Porte de Fer; ce ne fut que long-temps après qu'elle eut la seconde cloison, qui prenoit depuis la Porte Chapelliere jusqu'à une masure au bas de la Rue de la Roë, & de là jusqu'à une autre Porte de la Rue Saint Laud, en continuant par je ne sçai où vers la Chaussée Saint Pierre jusqu'à la Cité; & enfin, ce ne fut que long-temps après, lorsque les Comtes d'Anjou furent devenus Rois de Sicile & d'Angleterre, qu'elle eut sa derniere & troisiéme cloison, telle qu'elle l'a aujourd'hui: en un mot, du temps des premiers Evêques dont nous parlons, la ville d'Angers n'étoit qu'un petit lieu, comme Beaupreau, Montreveau, Saint Florent, Ingrande, Challonne, Moranne, le Lude, &c. On se réunissoit de tout un canton à quatre ou cinq lieues à la ronde, comme dit Saint Justin, dans une Eglise principale, qui pendant un temps considérable fut l'unique où l'Evêque seul offroit le Sacrifice avec tous ses Prêtres qui concélébroient (comme on sçait) avec lui, & auxquels il n'étoit jamais permis en sa présence & dans la même Eglise de célébrer; c'est ainsi que s'explique Saint Justin dans son Apologie: * » Le jour qu'on nomme le » jour du Soleil, dit-il, il se fait une assem- » blée de tous ceux qui sont à la Ville ou à » la Campagne; on lit les Ecrits des » Apôtres & des Prophétes.... Le Lecteur » ayant cessé, celui qui préside fait un

* *Solis qui dicitur die conventus fit in eumdem locum ab omnibus qui vel oppido vel ruri degunt, scripta Apostolorum & Prophetarum leguntur; lectore quiescente præsidens orationem habet ad populum, &c.*

» discours au peuple pour l'exhorter à pro-
» fiter de si belles choses.

Avoir donc démontré comme on a fait que l'Eglise de Saint Pierre subsistoit dès le temps de Saint Maurille, qui vivoit en 396, & qui fut Evêque trente-quatre ans, c'est pour ainsi dire avoir démontré qu'elle étoit la seule Eglise alors existante dans la Ville & tout le Diocése d'Angers, à la reserve peut-être de quelques solitudes, telles que Challonne & le Mont-Glonnes, pour lesquelles St. Martin, Evêque de Tours, ordonna Saint Florent & Saint Maurille qui y planterent la Foi & y menerent une vie Erémitique; mais encore une fois, je laisse à part tous ces motifs de probabilité & de vraisemblance, & je passe à des preuves en Titres.

TROISIÉME PREUVE.

Le premier de ces Titres se tire du Breviaire de l'Eglise Métropolitaine de Tours, au 12 Mai, Fête de la Réception du Sang de Saint Maurice, où il est dit que Saint Martin en revenant de Rome passa par Agaune, lieu du martyre de la Légion Thebaine, & qu'ayant prié Dieu de lui révéler quelques Reliques des Bienheureux Martyrs, à l'endroit même où ils avoient souffert, il avoit apperçu sur l'herbe d'un pré une rosée de sang, dont il remplit trois phioles qu'il apporta, l'une pour ſon Egliſe de Tours, & l'autre pour l'Egliſe d'Angers, qui fut par la ſuite bâtie & conſacrée en l'honneur deſdits Saints Martyrs.

„ Lorſque Saint Martin revenoit de „ Rome, ayant paſſé les Alpes, il vint „ dans la Plaine où la ſainte Légion des „ Martyrs Thebains, Maurice & ſes Com- „ pagnons, fut miſe à mort pour Jeſus- „ Chriſt par Maximien; le ſaint Homme „ ayant donc flêchi les genoux, pendant „ qu'il prioit Dieu de lui révéler quelques „ Reliques des Saints Martyrs, parut ſur „ l'herbe du pré, où leur Sang avoit été „ répandu, une roſée de ſang, dont le „ Pontife remplit trois phioles; il en mit „ une dans l'Egliſe de Tours, qu'il dédia „ à pareil jour à la mémoire du Bienheu- „ reux Maurice & ſes Compagnons; „ quant à l'autre, il la deſtina pour l'Egliſe „ d'Angers, ou pour une Egliſe d'Angers, „ qui fut dans la ſuite bâtie en l'honneur „ des Bienheureux Martyrs, & conſacrée „ ſous leurs nom.*

Surius, au 22 Septembre, jour auquel

* *Cùm Sanctus Martinus Româ rediret tranſactis Alpibus venit in planitiem ubi ſancta Legio Thæbeorum Mauricii & Sociorum ejus à Maximiano fuit pro Chriſto interfecta; flexis itaque genibus vir beatus dum oraret, ut de Sanctis Martyribus aliquas ſibi reliquias ei revelaret, ſuper herbas igitur prati illius ubi ſanguis Martyrum fuerat effuſus, apparuit ros ſanguineus, ex quo tres ampullas Beatus Pontifex replevit, unam ex dictis ampullis in Eccleſiam Turonenſem hodiè repoſuit, & eam in memoriam Beatorum Mauricii & Sociorum ejus dedicavit;*

on célébre à Tours, à Angers, & en Savoye, près d'Agaune, la Fête de Saint Maurice & de ses Compagnons, rapporte à peu près la même chose.

„ Le même Saint Martin revint à Tours, „ dit-il, où ayant été reçu avec un grand „ applaudissement de tous les Clercs; il „ divisa en autant de vases qu'il voulut, „ ce Sang qu'il apportoit plus beau que la „ rose & l'or le plus pur, & le plaça „ décemment dans les lieux où il jugea „ qu'il le falloit mettre; il enrichit de ce „ gage si précieux la principale Eglise de „ cette Métropole, & même celle d'An„ gers qui lui est soumise.*

Il ajoute qu'on célébre à Tours la mémoire de la reception de ce Sang tous les ans au quatriéme des Ides de Mai: *Cujus susceptionis memoria solemniter, quot annis in Urbe nostrâ agitur 4° Iduum Maiarium.* N'est-il pas bien étonnant que l'Apologie ou Réponse de Messieurs de Saint Maurice apporte ces passages pour prouver que Saint Pierre n'a jamais été Cathédrale, mais que Saint Maurice l'a de tout temps

dictarum vero ampullarum ad Ecclesiam Andegavensem delegavit alteram, quæ postmodum in honorem eorumdem Beatorum ædificata est, & sub eorumdem nomine consecrata.

* *Ipse Martinus Turones rediit ubi cum magno Clericorum omnium tripudio susceptus, ipsum quem deferebat sanguinem omni rosâ & obriso venustiorem per quotquot voluit vascula divisum, locis quibus judicabat oportere decenter composuit: ejusdem Metropolis principalem sed & Andegavensem illi subjectam tantorum pignorum parte aliquâ nobilitavit.*

été ? Le Texte porte en termes formels, que l'Eglise de Saint Maurice a été bâtie par la suite en l'honneur de ces Saints Martyrs, & consacrée sous leur nom : *Quæ postmodum in honorem eorumdem Beatorum Martyrum ædificata est, & sub eorumdem nomine consecrata.* Si elle a par la suite été bâtie & consacrée en l'honneur des Saints Martyrs, elle ne l'étoit donc pas avant que Saint Martin eût envoyé au Clergé d'Angers la phiole de leur Sang : Il y avoit pourtant déja une Eglise & un Clergé à Angers, puisque St. Maurille son Disciple, qu'il avoit amené d'Italie & qu'il y plaça, nomma & confirma comme Métropolitain, à la requisition des Angevins, n'en étoit que le quatriéme Evêque ; & il est vraisemblable que ce fut à ce cher Disciple qu'il envoya ce présent, préférablement à ses autres Suffragants. Or, je demande où s'assembloit alors cette Eglise qui existoit déja ? à St. Maurice ? il n'y en avoit encore point, puisqu'elle ne fut bâtie qu'après : *Quæ postmodum ædificata est & consecrata.* Quand le Texte dit, *Ad Ecclesiam Andegavensem delegavit alteram*, cela suppose bien clairement qu'il y avoit déja à Angers une assemblée de Fideles, un Clergé même, & un Evêque soumis à l'Eglise de Tours : ce mot *Ecclesiam*, si on ne le prend pas pour une nouvelle Eglise, ne peut se prendre ici que pour le peuple & le Clergé d'Angers, & ne peut pas s'identifier par le pronom relatif *quæ* avec l'Eglise de Saint Maurice qui n'existoit pas ; ce peuple & ce Clergé ne s'assembloit pas dans une Eglise qui n'étoit encore ni bâtie, ni consacrée, & qui ne le fut que par la suite, *quæ postmodum ædificata est & consecrata.*

Si, comme l'Apologiste le soutient sans fondement, l'Eglise de St. Maurice existoit déja sous un autre nom apparemment, car il le faut nécessairement supposer, puisqu'il n'avoit encore jamais été question à Angers du sang ni du martyre de Saint Maurice, pourquoi le Breviaire de Tours, qui nous rapporte ce fait, s'exprime-t-il si différemment à l'égard de l'Eglise de Tours & à l'égard de l'Eglise d'Angers? Il dit simplement, en parlant de l'Eglise de Tours, qu'il la dédia en mémoire des Bienheureux Martyrs: *In memoriam Beatorum Martyrum Mauricii & Sociorum ejus dedicavit ;* expression qui marque qu'il n'en bâtit pas une nouvelle, mais qu'ayant enrichi de cette Relique celle qui existoit, il la dédia en l'honneur de ces Saints Martyrs; ce qui arrive tous les jours, que lorsqu'on a transféré une Relique célébre dans une ancienne Eglise, elle en prenne le nom, à cause du concours qui s'y fait, comme à Saint Julien, ci-devant Saint Jean-Baptiste, à cause de la Relique de Saint Julien; à Saint Laud, ci-devant Saint Germain, à cause de la Relique de Saint Laud ; à Saint Aubin, ci-devant Saint Etienne, à cause de la Relique de Saint Aubin, & du concours des peuples, qui dans leurs voyages disent, allons à Saint Julien, à Saint Laud, à Saint Aubin, c'est-à-dire, au lieu où l'on honore leurs Reliques.

Mais quand le même Auteur parle de la Relique que Saint Martin envoya à l'Eglise d'Angers, il ne dit pas simplement qu'il ait dédiée celle qui existoit déja en l'honneur des Martyrs, mais il dit nettement, que par la suite on en bâtit une, & qu'on l'a consacrée en leur honneur : *quæ postmodum ædificata est & sub eorumdem Martyrum nomine consecrata.*

Il faut vouloir s'aveugler & ne voir goutte que de ne pas sentir la force & le sens de cette expression; mais vouloir en tirer un argument contraire, comme fait cette Apologie de Messieurs de Saint Maurice, c'est le comble de l'absurdité ou de la mauvaise foi.

On dira peut-être, avec l'Auteur du nouvel Almanach Angevin, que cette Eglise existoit sous le nom de la Sainte Vierge, & que c'étoit une petite Chapelle que Deffenseur, premier Evêque, avoit fait bâtir dans la Cité même, dans le lieu où est Saint Maurice ; mais il est aisé de voir l'inconséquence & la contradiction de cette supposition. Si Deffenseur étoit déja

Evêque quand il a fait bâtir la Chapelle de la Vierge dans la Cité, il y avoit donc déja une Eglise à Angers, où le peuple Chrétien s'assembloit ; car il n'y a point d'Evêque sans Eglise, non plus que de Curé sans Paroisse : il n'y avoit point alors d'Eglise sans Cimetiere, puisque les Chrétiens meurent tous les jours, & que la communion des vivants & des morts ne peut subsister que dans l'Eglise & le Cimetiere, où ils se trouvent tous ensemble réunis ; l'un étoit, comme nous avons dit, inséparable de l'autre : apparemment que ce Cimetiere étoit aussi planté sur les murs de la Cité, comme cette Chapelle fictice ou réelle de la Sainte Vierge ; il n'étoit pas non plus dans les fossés séparés par le mur de Ville, comme celui qu'on y a pratiqué depuis pour une poignée de monde qui composa dans la suite la Paroisse de Saint Maurice & de Sainte Croix ; ce nouveau Cimetiere n'a été fait que depuis que le fossé de la Cité a cessé d'être fossé, par la triple cloison qui s'est faite lorsque la Ville a été agrandie comme elle l'est aujourd'hui : la situation du lieu n'a donc pas permis de faire un Cimetiere dans la Cité, encore moins sur les murs ou dans les fossés, pour être celui de toute une Ville & de presque tout un Diocése, comme nous avons fait voir ; les Loix le défendoient, *intra civitatem neque sepelito, neve in urito.* Qui ne voit donc

donc que ce sont là des choses avancées en l'air, sans titre, sans fondement, sans raison? Qui ne voit pas en même temps la fausseté des conséquences qu'on en veut tirer? Tout se suit & se soutient au contraire dans la tradition de l'Eglise de Saint Pierre; tous les monuments, tous les titres, tous les faits déposent en sa faveur & en démontrent la vérité.

On demandera ici, mais comment donc l'Eglise de St. Pierre a-t-elle été dépouillée de ses privileges & de sa qualité d'Eglise primitive? Quand est-ce que ses dignités & ses prérogatives ont été transférés à celle de St. Maurice? Il n'est pas facile de fixer au juste l'époque de cette translation, qui ne se sera sans doute pas faite tout d'un coup, ni à une seule fois. Il est tout probable que les Comtes d'Anjou ont eu à cœur d'établir dans l'enceinte de la Ville même, devenue toute Chrétienne après la paix de Constantin, le Siége Episcopal, & de transférer dans l'Eglise qu'ils ont bâtie à Saint Maurice ce que la Religion avoit de plus sacré & de plus précieux: les courses des Barbares & des Normands, qui ravagerent cette Province, ont rendu ces translations en quelque façon nécessaires & indispensables. Saint Pierre étoit alors, comme on sçait, hors les murs: c'est pour cela qu'il fallut enlever les Reliques de Saint Maurille & de Saint Benoît, tous les deux

Evêques d'Angers, qui reposoient dans son Cimetiere, à l'endroit même où est aujourd'hui l'Eglise de son nom, joignant Saint Pierre, & ainsi des autres saintes Reliques.

L'Eglise de Saint Maurice n'avoit pas encore la beauté, ni la grandeur, ni la magnificence qu'elle a aujourd'hui. Ses fameux Clochers, qui sont un morceau d'Architecture, quoique Gotique, des plus délicats qu'on puisse voir en France, n'existoient point, & n'ont existé que longtemps après. Les Ducs d'Anjou, Rois de Sicile, & quelquefois d'Angleterre, y ont fait des dépenses toutes Royales; l'ont choisie pour leur enfeu; lui ont assigné des revenus immenses en Terres, en Fiefs & en Eglises, qu'ils y ont attachés & réunis, comme c'étoit alors la coutume: l'Eglise de Saint Pierre a été du nombre de ces dernieres; non seulement on l'a dépouillée de ses Reliques pour de bonnes raisons, telles que les incursions des Barbares, en l'honneur de l'Eglise qu'on vouloit établir dans l'enceinte des murs, mais même de ses revenus, de ses dignités, de ses priviléges & de ses dépendances; ceci n'est pas difficile à concevoir, si on fait attention à la nature des réunions qui se font journellement, & qui transferent, non seulement les revenus, mais souvent une partie des Clercs même d'une Eglise dans une autre.

L'Eglise de Saint Pierre a eu successivevement des Clercs & des Moines ; on ne sçait pas précisément quand elle a cessé d'en avoir ; mais tout le monde sçait que la vie Monastique ayant été en fort grand honneur pendant plusieurs Siécles, elle étoit comme une pepiniere de Saints & de sçavants Hommes : on croyoit avoir tout fait quand on avoit planté des Moines dans un lieu ; on s'imaginoit que c'étoit tout à la fois y avoir planté la Religion, la Science & la pureté des mœurs ; & réellement la Communauté ayant de tout temps été propre à former les hommes ; les regles & la discipline Monastique contribuerent infiniment à soutenir & à conserver les mœurs & la Foi dans l'Eglise. Les Moines qui ne s'étoient donc d'abord séparés du commerce des hommes que pour pleurer & faire pénitence dans l'exercice du travail des mains, la retraite & l'abstinence, étant devenus Philosophes, Sçavants & Saints tout à la fois, l'Eglise les ordonna ; & les Evêques, tels que Saint Mainbeuf & tant d'autres, qui eux-mêmes avoient été élevés dans des Monasteres, suivant cette regle de Saint Jerôme : *Sic vive in Monasterio ut Clericus esse merearis* ; ces Evêques, dis-je, crûrent n'avoir rien de mieux à faire que d'attacher à des Abbayes & à des Communautés toutes les Eglises de Ville & de Campagne qui avoient besoin de Ministres ; leurs Successeurs ont fait de même de Siécle en Siécle. Si l'événement a fait voir que ces Saints s'étoient par la suite trompés, en dépouillant par-là leurs Successeurs de presque toutes les présentations aux Cures, les Cures elles-mêmes de l'honnête nécessaire par l'érection subséquente des Prieurés & des Curés primitifs, & les pauvres par conséquent d'une partie de leur patrimoine ; quoiqu'ils ne se trompassent peut-être pas pour le temps, le fait n'en est pas moins constant & avéré. Il n'y avoit point alors de Séminaires comme aujourd'hui ; peu ou point d'Universités ; peu de Colleges ; peu de Livres, point d'Imprimerie ; les Monasteres étoient tout cela.

L'Eglise de Saint Pierre a donc éprouvé comme les autres, soit dans sa bâtisse, soit dans ses priviléges, soit dans ses Clercs, une infinité de révolutions & de vicissitudes qui l'ont réduite à l'état & au point où elle est aujourd'hui.

Dès l'onziéme Siécle, nous voyons qu'elle étoit déja une Abbaye possédée en Commande par un Laïque. En 1140, Ulger, Evêque d'Angers, acheva de transférer à l'Eglise de Saint Maurice une partie des priviléges des biens & des droits de l'Eglise de Saint Pierre : Abbon de Rochefort en étoit alors Abbé, il la possédoit comme un bien héréditaire & personnel, dont il se dépouilla en faveur de l'Evêque & de son Eglise de Saint Maurice, pour mériter sa rémission de ses péchés. L'Acte que j'ai lû dans l'Apologie de Messieurs de Saint Maurice porte ces termes.

„ Abbon de Rochefort voulant changer „ de vie & s'amender, entr'autres choses „ qu'il fit par des motifs louables & Ca- „ tholiques, donna, ou plutôt rendit & „ accorda lui avec sa femme Agnès & „ son fils Pierre, à l'Eglise de Saint Mau- „ rice, en aumône perpétuelle, l'Eglise „ de Saint Pierre, c'est-à-dire, l'Abbaye „ qui est bâtie en l'honneur du Prince des „ Apôtres, au Fauxbourg de la ville d'An- „ gers, avec les possessions qui lui appar- „ tenoient, qu'on disoit ci-devant avoir „ été de la dépendance de Saint Maurice, „ & ce du consentement & en présence „ des autres Enfants d'Abbon & d'Agnès „ Gauffroy, possédant alors l'Abbaye en „ qualité d'Abbé.* Le même Apologiste rapporte tout de suite l'Acte d'investiture & de prise de possession qu'en fit l'Evêque Ulger, qui commence par ces termes. „ Cela fait ayant appellé les Abbés de la „ Ville & assemblé une célébre procession

* *Abbo de Rochâforti volens vitam suam emendare in melius, interea quæ laudabiliter & catholicè peregisse cognoscitur, Ecclesiam Beati Petri videlicet Abbatiam quæ sita est ad honorem ipsius Principis Apostolorum in Suburbio Andegavensis Civitatis cum possessionibus ad eam pertinentibus quæ quondam de jure Beati Mauricii fuisse dicebatur, unâ cum uxore suâ Agnete & filio suo Petro dedit, imo reddidit & concessit habendam in perpetuam élemosinam Ecclesiæ Beati Mauricii Andegavensis, videntibus & concedentibus aliis filiis Abbonis & Agnetis Gaufrido tunc possidente Abbatiam jure Abbatis.*

„ avec une multitude très-grande de „ Clercs & de Moines, venant à l'Eglise „ de Saint Pierre, nous avons investi „ l'Eglise de Saint Maurice, & nous-mê- „ mes de ladite Eglise ayant fermé & ou- „ vert les portes, & sonné les cloches „ pour l'investiture ; & alors Gauffroy, „ fils d'Abbon, prenant les clefs de l'Eglise „ dessus l'Autel, me les a remises pour „ marque de sa démission de ladite Ab- „ baye ; delà venant au Chapitre, il m'a „ cédé le siége de l'Abbé, & a pris par „ mon ordre un siége de Chanoine, parce „ qu'il l'étoit, & il a ordonné aux Cha- „ noines de Saint Pierre, qui étoient pré- „ sents en grand nombre, de m'obéir & de „ me répondre à moi & à mes Successeurs „ en qualité d'Abbé, & il les a déchargés „ de son obéissance.* On voit par cet Acte plusieurs choses toutes remarquables, & toutes en faveur de l'Eglise de Saint Pierre. 1°. Qu'elle a essuyé le sort de plusieurs autres Eglises, en passant entre

* *His ita expletis, adhibitis orbis Abbatibus superius dictis, collectâ celeberrimâ processione cum numerosâ multitudine Clericorum & Monachorum, venientes ad Ecclesiam Beatissimi Petri, investivimus Ecclesiam Sancti Mauricii & nos de eadem, portas clausi & aperui & signa pro investiturâ pulsavi : & tunc Gaufridus Abbonis sumens claves Ecclesiæ desuper altare ad signum demissionis Abbatiæ mihi reddidit, inde veniens in Capitulum sedem Abbatis mihi dimisit, & sedem Canonicalem quia Canonicus erat me jubente assumpsit & Canonicis qui frequenter aderant Beati Petri ut ex tunc mihi & Successoribus meis more Abbatis servirent & responderent præcepit & eos à potestate suâ absolvit.*

les mains de Moines. 2°. Que toute Abbatiale qu'elle y est qualifiée, elle avoit néanmoins des Chanoines, c'est-à-dire, des Clercs qui vivoient canonicalement & sous une regle: (car il faut noter que le mot *Canonicus*, qui vient du mot *Kanon*, en Grec Regle, étoit alors commun & univoque pour tous les Clercs qui vivoient en commun.) 3°. Qu'elle avoit ci-devant appartenu à l'Eglise St. Maurice.

Ici l'Auteur de l'Apologie conclut, comme en chantant victoire, que Saint Maurice étoit donc la Cathédrale avant St. Pierre; mais il ne fait pas attention, que puisque l'Acte suppose que cette Eglise avoit ci-devant & anciennement appartenu à Saint Maurice, c'est au contraire une marque évidente qu'il y avoit eu entre cette Eglise & celle de Saint Maurice une union particuliere qui suppose une translation semblable à celle qui se fit alors; il semble même par-là qu'on vouloit autoriser cette seconde translation: il faut vouloir fermer les yeux en plein jour pour ne pas sentir cette conséquence, qui est toute naturelle, *quæ quondam de jure Beati Mauritii fuisse dicebatur*. Les Eglises n'appartiennent pas en propre les unes aux autres par le droit commun, mais par le droit particulier. Cette seconde translation étoit donc une réitération de celle qui s'étoit déja faite autrefois, & probablement lorsque Saint

Maurice fut bâti dans l'enceinte : je laisse aux esprits justes à approfondir ceci, & à en tirer eux-mêmes les conséquences. J'ai lû dans les Titres de la Cure de Saint Pierre un vieux papier Gotique, écrit probablement de la main d'un Vicaire perpétuel de ce temps-là, qui, pour contester aux Chanoines de Saint Pierre la qualité de Curés primitifs sur la Paroisse, rapporte cet Acte d'Ulger, & en conclut, que puisque les Evêques d'Angers s'étoient emparés & investis de tous les priviléges, prérogatives & dignités de l'Eglise de Saint Pierre, ils s'étoient conséquemment aussi emparés de la Cure & de la Paroisse qui y étoit déservie, & que lui Curé étoit devenu par-là le Vicaire perpétuel de l'Evêque & non pas du Chapitre, & l'Evêque Curé primitif & non les Chanoines. Le même papier fait mention d'une Bulle d'un Pape, dont il ne dit pas le nom, adressée à l'Eglise de Saint Pierre, en la qualifiant d'ancienne Cathédrale, *quondam totius Diœcesis Cathedralis ;* c'est apparemment la Bulle de Jean XXII, que j'ai ci-dessus alleguée : les Chanoines m'ont dit avoir dans leurs Archives cette Bulle, qui accorde Indulgence aux Fideles qui aumôneront pour la réédification de cette Eglise, qui avoit été brûlée,

II. *MEMBRE DE LA PROPOSITION,*

SÇAVOIR;

Que toutes les autres Eglises sont visiblement émanées & démembrées de Saint Pierre.

CEs principes établis, descendons maintenant au second Membre de notre premiere Proposition, qui est que toutes les autres Eglises de la ville d'Angers sont visiblement émanées & démembrées de celle de Saint Pierre; cela doit être suffisamment démontré, si Saint Pierre a été la premiere & l'unique Eglise où les Chrétiens se sont d'abord assemblés, & nous l'avons fait voir au doigt & à l'œil pour ainsi dire; mais nous avons encore une derniere preuve, qui va mettre le comble à la certitude, & d'où il sera facile de tirer une juste conséquence pour le canton d'Empyré: cette preuve consiste en ce que toute la moitié de la Ville, qu'on appelle la Doutre, étoit anciennement de la Paroisse de Saint Pierre; car si la Trinité, si Saint Jacques, si Saint Nicolas sont démembrés de la Paroisse de Saint Pierre, & si toutes ces grandes Paroisses, qui font avec leur campagne une espace plus étendue que toute la Ville elle-même, ont été autrefois de la Paroisse de Saint Pierre, quelques étendues & quelques éloignées qu'elles en soient, étant même séparées par la Riviere, pourquoi & comment se peut-il faire que les autres Paroisses, au centre desquelles Saint Pierre est situé, & dont les Eglises, comme nous avons vu, & comme tous les monuments le demontrent, sont bâties dans le Cimetiere même qui entouroit cette Eglise, depuis Saint Maurille & Saint Mainbeuf, qui n'en sont pas éloignées de plus de dix à douze pas jusqu'à Saint Martin, comment se peut-il faire, dis-je, qu'elles n'en aient pas été tirées à plus forte raison ?

Quant à Saint Maurille, il est évident qu'il n'a d'abord été qu'une annexe de Saint Pierre. L'on n'étoit pas si difficile autrefois pour l'administration des Sacrements qu'on l'est aujourd'hui, & l'on consentoit volontiers que là où l'on bâtissoit une Eglise, les Clercs qu'on y plaçoit donnassent les Sacrements aux habitants circonvoisins; & les y placer, c'étoit par-là même leur en donner les fonctions : c'étoit la même chose à l'égard des Hôpitaux & Hospices pour les Pélerins; à Rome & presque dans toute l'Italie, ces Maisons ont des Paroisses, telles qu'à Saint Jacques d'Angers, qui n'étoit peut-être d'abord qu'un Hôpital, & qui de même est devenue une Paroisse, comme on verra.

Aussi Saint Maurille, qui est aujourd'hui une des plus belles Paroisses de la

Ville, par la bâtisse de ses maisons, le nombre & la richesse de ses habitants, ne contenoit-elle alors que des champs & des vignes à peu près comme le canton des Minimes d'aujourd'hui. Les Cordeliers sont bâtis dans les terres & les vignes de cette Eglise; ils lui payent en conséquence une somme de trente livres, suivant la fondation; c'est pourquoi Saint Pierre a conservé sur cette Collégiale & les deux autres une espece de prééminence, en ce que les Chanoines de Saint Pierre prennent toujours la droite, soit chez eux, soit dans les autres Eglises, en cas de concurrence, & le Doyen de Saint Pierre est toujours à la tête de toutes.

Je ne rapporterai point ici quelques priviléges qui sont restés à l'Eglise de Saint Pierre, & qui marquent un peu son antiquité; comme d'être la premiere Station des Processions générales, en Janvier & Juillet; de faire son Sacre le jour de l'Octave; d'avoir, par exemple, chez elle le College de l'Université, & le centre des Etudes, qu'on appelle *Locus majorum*, le lieu des Anciens : c'est encore dans le même lieu qu'on appelle la Chapelle Ste. Anne, adjacente à la Cave de Saint René, que tous les Bouchers de la Ville, même de la Trinité & des autres Paroisses, y sont reçus Maîtres, & y prêtent le serment entre les mains de l'Homme ou du Prêtre du Chapitre, qui étoit autrefois le Sacriste, & aujourd'hui le Curé ; cet ancien droit, que nous avons exercé nous-mêmes, & auquel les Juges Laïques ne se sont avisés de donner atteinte que l'année derniere, a plus de sept à huit cens ans d'antiquité, comme on le prouve par titres : un autre que nous feroit valoir ces sortes de droits & d'usages ; rapporteroit ici, comme un reste & une marque de cette Primatie, le droit & l'usage qui s'est observé jusqu'en 1750, d'aller de Saint Pierre à la Trinité la troisiéme Fête de la Pentecôte dire la Messe Paroissiale, y faire le Prône & toutes les fonctions Curiales. Mais outre que ce ne sont là que des indices bien équivoques, nous avons des titres qui les surpassent en certitude & en antiquité. Je ne parle point non plus des Eglises qu'elle possédoit en Angleterre avant le Schisme, cela n'a rien de commun.

A l'égard de Saint Martin & de Saint Laud, il est aisé de faire voir que ces Eglises ne sont que des essains de Saint Pierre, c'est-à-dire, des Clercs que les premiers Comtes d'Anjou ont séparés de l'Eglise primitive pour faire l'Office divin, soit dans leur Chapelle, comme au Château, par exemple, d'où Saint Laud a été transféré par la suite en Saint Germain hors les murs, soit à la mémoire de Saint Martin, qui n'a été bâtie & dotée que long-temps après Saint Pierre, par Foulques Nerra & les autres Comtes d'Angers: ce seroit extravaguer de dire que cette Eglise fût aussi ancienne que St. Pierre, puisque ce fut Saint Martin lui-même qui de son vivant donna pour Evêque aux Angevins son Disciple Saint Maurille, qui célébroit dans la Basilique de St. Pierre, comme on a vu. On peut lire ici la troisiéme Leçon de notre Breviaire, au 3 Octobre, Fête de Saint Laud. *

Que si ces deux Eglises Royales semblent avoir une espece de prééminence sur Saint Pierre & les trois autres Collégiales ses annexes, on n'en peut rien conclure pour cela en faveur de leur antiquité: 1°. Parce qu'elles ne sont devenues Royales que comme par accident, en ce que les Comtes d'Anjou s'en étant autrefois emparés, ou les ayant dotées en partie & fondées; le Duché d'Anjou étant devenu un appanage

* On m'a communiqué depuis peu ce petit Extrait des Chartes de St. Maurice. En l'année 1020, Foulques, Comte d'Anjou, & la Comtesse Hildegarde sa femme, affligés de voir l'Eglise de St. Martin d'Angers depuis long-temps détruite, au point qu'à peine y avoit-il deux Prêtres pour y servir Dieu, entreprirent de la rebâtir, de façon à y placer treize Chanoines pour y faire le Service divin; & leur acheterent à leurs frais des fonds nécessaires pour appartenir à l'Eglise par droit d'héritage. *An. 1020, Comes Andegavensis Fulco uxorque ejus Hildegardis Comitissa, dolentes Ecclesiam Sancti Martini Andegavensis longo tempore tam destructam esse ut vix à duobus Presbyteris Deo inibi serviretur, eam reædificare tantum conati sunt ut tredecim Canonicos ibi ad serviendum Deo constituerent, resque eis necessarias, quæque Ecclesiæ hereditariè pertinerent à debitoribus proprio censu mercarentur.*

de la Maison Royale, ces Eglises s'y sont trouvées par cette réunion attachées ; privilége cependant qui au fond ne dénote ni supériorité, ni prééminence, puisque les Cathédrales sont presque par-tout de patronage Ecclésiastique. 2°. Parce que ce prétendu pas qu'elles semblent avoir aux Processions générales sur Saint Pierre & les autres Collégiales affiliées à la Cathédrale, en marchant entr'elles, n'est point, à proprement parler, & dans son origine, une vraie marque de prééminence, & ne dénote au contraire qu'une espece d'infériorité à ceux qui remontent à la source des choses ; la preuve en est, que dans les premiers Siécles les plus dignes Corps marchoient toujours à la tête & à la queue comme sous les étendarts de la Milice séculiere ; on plaçoit au milieu les moins dignes : nous en avons un exemple palpable dans ce qui se pratique encore aujourd'hui dans les grands Chœurs, tels qu'à la Cathédrale de Paris, à celle d'Angers, & à Saint Pierre même, où une partie des Chanoines tient le bas du Chœur, l'autre partie le haut bout, tous les Chapelains & les Officiers au milieu ; aussi ces deux Eglises n'ont-elles pas la même association, la même conformité & la même union avec la Cathédrale que Saint Pierre & ses annexes, qui suivent le même Rit pour la calotte du Chantre, pour l'intonation des Litanies aux Rogations, & pour l'assistance du dernier Chanoine. Aux Processions générales, les croix des quatre Collégiales passent dans le Chœur même de la Cathédrale pour en partir avec elle, tandis que les autres restent dans la nef: car, dira-t-on encore, que les Chanoines Réguliers de Toussaint & les Prêtres de l'Hôpital Saint Jean, qui marchent après Saint Pierre & ses annexes, soient à cause de cela plus anciens que cette Eglise? Il n'y a donc que le vulgaire ignorant qui puisse donner dans cette fausse apparence de prééminence, & s'y laisser méprendre: mais d'ailleurs, quand même ces Eglises auroient aujourd'hui la prééminence, soit en revenus, soit en priviléges, soit en droits & en Dignités, cela empêcheroit-il qu'elles ne fussent dans leur origine des Filles de Saint Pierre, aussi-bien que la Cathédrale elle-même, comme nous avons fait voir? Est-ce que tous les jours il n'arrive pas que les Filles surpassent leur Mere, soit par les translations qu'on y fait, soit par les priviléges qu'on y attache? Les Meres demeurent souvent dans leur petitesse primitive, tandis que les Fillettes s'accroissent considérablement par les peuples qui s'y attachent & qui s'y établissent; c'est ce que nous voyons aujourd'hui dans la Paroisse de la Trinité, qui est une autrefois plus grande que celle de Saint Pierre, d'où elle est cependant sortie & émanée, comme on va le démontrer par Titres.

Ces Titres, outre une tradition immémoriale, sont : 1°. La Fondation elle-même de Saint Nicolas, par Foulques Nerra, dont l'Acte est rapporté tout au long dans les Chartes de Saint Nicolas, & dans Iret, Historiographe d'Anjou : on lit dans cette Fondation, que Saint Nicolas a été bâti & fondé dans le territoire & Paroisse de Saint Pierre : *In territorio & Parochiâ Sancti Petri, ita ut cives Sancti Petri jus haberent sepulturæ apud Sanctum Nicolaum.* Cette Fondation est encore rapportée dans un petit Livret imprimé, dont nous avons extrait les deux Actes suivants, qui ne laissent aucune ambiguité sur ce que nous avançons ici.

Ce petit Livre Latin a pour titre : *Epithome Fundationis Beati Nicolai Andegavensis, apud Adamum Mauger, an. 1635, per Laurentium Lepelletier, Monachum & Sacristam Sancti Nicolai*, page 36, *versus finem.* Le premier Acte est une espece de Transaction passée entre les Moines de Saint Nicolas & les Chanoines de Saint Pierre, en présence de *Gaufredi*, Evêque d'Angers, & *Marbodi*, *Episcopi Rhedonensis.* Voici les termes ; l'Acte étant trop long nous ne l'avons pas ici rapporté tout entier.

„ Les Chanoines de Saint Pierre, dans la „ Paroisse

„ Paroisse desquels le Monastere de Saint „ Nicolas est fondé, ont accordé aux „ Moines l'immunité de leur lieu tel qu'il „ est, enclos de murs, & de tous les hom- „ mes qui y prennent leur subsistance quo- „ tidienne, de façon qu'ils soient exempts „ de tous les droits coutumiers & Parois- „ siaux des Bourgeois ; sçavoir, annuels, „ oblations, dîmes, sépultures, & de tout „ ce qui peut d'ailleurs leur competer com- „ me Paroisse ; & si quelqu'un de la Pa- „ roisse de Saint Pierre veut être enterré „ à St. Nicolas, les Moines ne l'en empê- „ cheront pas ; quant au Cimetiere qui „ est hors le mur, les Moines s'en rappor- „ teront au jugement des Chanoines dans „ la Cour de l'Evêque : & il n'y aura „ point de différent entr'eux pour son „ étendue. * La teneur de cet Acte fait mention d'une communion de prieres, & de services mutuels entre les Chanoines & les Moines à la mort des uns & des autres ; de soixante sols de deniers, & d'une chappe de rédevance pour les Moines à

* *Canonici Beati Petri in quorum Parochiâ Monasterium Beati Nicolai fundatum est, concesserunt Monachis immunitatem loci sui, sicut muro vallatur & omnium hominum qui de cellario eorum quotidiano victus accipiunt ; ita ut ab omni Parochiali consuetudine Burgensium videlicet annualibus, oblationibus, decimis, sepulturis & si quæ aliis Parochialiter competunt ; & si quis de Parochiâ Sancti Petri voluerit apud Sanctum Nicolaum sepeliri non eum impedient Monachi ; de Cæmeterio quod extra murum est ; judicium sequentur Monachi Canonicorum in curiâ Episcopi, nec pro dilatione illius discordia inter eos erit.*

l'Eglise de Saint Pierre; *sexaginta solidos denariorum, & unam cappam palli*; de l'obligation d'assister à la Fête de Saint Pierre, où l'Abbé, en l'absence de l'Evêque, doit chanter la Messe, en cas qu'il en soit réquis par les Chanoines; de fournir tous les ans aux Chanoines un Moine & des chevaux, avec le viatique nécessaire pour les conduire dans l'une des plus prochaines Villes Episcopales ou autres plus voisines, dans le besoin une fois l'an, en ces termes. „ L'Abbé enverra un de ses Moines avec „ ses chevaux & les choses nécessaires „ pour le voyage jusqu'à chacune des Vil„ les voisines; sçavoir, Poitiers, Nantes, „ Rennes, le Mans, Tours, ou aux lieux „ en deçà, une fois l'an. * L'Acte est daté de la veille de Saint Maurille, en ces termes. „ Fait à Saint Maurice dans la Cour „ de l'Evêque, la veille de Saint Mau„ rille, au mois de Septembre, l'an du „ Seigneur onze cent, indiction huitiéme, „ Philippe, Roi de France regnant, sous „ le Pape Pascase second, Foulques le „ jeune, Comte d'Anjou. † Les noms de

* *Abbas mittet unum de Monachis suis cum equis suis & necessario viatico usque ad quamlibet vicinarum Urbium, Pictavii, Nannetensis, Rhedonnis, Cœnomanis, Turonis, vel ad loca infra posita semel in anno.*

† *Acta sunt hæc apud Sanctum Maurilium in curiâ Episcopi in vigiliâ Sancti Maurilii, mense Septembri, anno Domini millesimo centesimo, indictione octava, regnante Philippo Francorum Rege sub Sanctissimo Papâ Pascasio Secundo, Fulcone Andegavorum Comite juniore.*

tous les témoins, Chanoines, Clercs & Abbés y sont rapportés.

2°. On trouve dans le même Recueil un second Acte, à la page 173, vers l'année 1140, sous l'Evêque Uulger, au sujet d'un différent entre les Moines de Saint Nicolas & les Religieuses du Ronceray, pour un enterrement que les Religieuses prétendoient enlever aux Moines : les noms de l'Abbé & de l'Abbesse y sont rapportés : *Tempore scilicet Nigelli Abbatis, & Theopaniæ Abbatissæ ;* c'est Ulger qui parle : l'Acte est intitulé en son nom, & commence par ces mots : *Ego Ulgerius, &c.* Il continue après quelques lignes d'intitule, & dit : „ Le Prêtre de Saint Jacques est venu aux „ Religieuses se plaindre de ce que les „ Moines de Saint Nicolas vouloient en- „ terrer ce corps, (d'un certain Oblat de „ Saint Nicolas, décédé,) mais les Reli- „ gieuses avec leurs hommes & main-forte „ venants à l'Eglise de Saint Nicolas, en- „ trerent dans l'Abbaye avec violence, „ sans craindre de rompre les murs & les „ portes, elles n'enleverent cependant „ pas le corps; or, cette cause ayant été „ long-temps debattue, a été enfin termi- „ née en notre présence ; car les Moines „ & les Religieuses étant venus dans notre „ Cour au jour que nous avions mar- „ qué, y ayant aussi appellé les Chanoines „ de Saint Pierre, dont la Paroisse de l'une

„ & l'autre Eglise étoit émanée. * On lit à la fin le nom des Chanoines qui furent témoins & arbitres de cette conciliation. Il est à remarquer que le Prêtre de Saint Jacques n'étoit alors qu'un Chapelain du Ronceray, & que la Paroisse n'en étoit point encore séparée, non plus que celle de la Trinité, qui dépendoit toute entiere de l'Abbesse & des Chapelains qui lui étoient soumis, *cum hominibus suis*, & qu'ils étoient, à proprement parler, les hommes dont il est ici question. †

Dira-t-on que ces Titres sont faux & supposés, ou qu'ils ne signifient rien ? Mais il faut donc revoquer en doute toutes sortes de Titres ? Leur autenticité est reconnue, & les originaux sont dans les Chartes de Saint Nicolas: le Livre d'où nous les avons extrait est entre les mains de plusieurs particuliers, & probablement dans toutes les Bibliothéques de la Pro-

* *Præsbyter Sancti Jacobi venit ad Moniales conquerens quod Monachi Sancti Nicolai corpus illud (cujusdam defuncti Condonati Sancti Nicolai) sepelire volebant, Moniales verò cum hominibus suis & magnâ vi ad Ecclesiam Beati Nicolai venientes manu violentâ Abbatiam invaserunt, muros & portas confringere non verentes, corpus tamen non obstulerunt, hujus autem causa diutius ventilata, tandem in presentiâ nostrâ determinata est, si quidem die à nobis constituto venientes in curiâ nostrâ Monachi & Moniales, convocatis etiam ibi Canonicis Sancti Petri de quorum jure utriusque Ecclesiæ Parochia processerat.*

† Depuis cette Dissertation écrite, Mr. l'Abbé Desroches, Chanoine de Saint Maurice, m'a dit qu'il avoit trouvé un titre, où il est dit que la Paroisse de Saint Maurice ne passoit pas l'Arche du Fiscal, *Arcam Fiscalis*, & que tout le reste au-delà des Ponts étoit de la Paroisse de Saint Pierre.

vince. D'ailleurs, si on les confronte avec la tradition, & la possession immémoriale où les Curés de Saint Pierre sont d'enterrer leurs Paroissiens dans le Cimetiere de Saint Nicolas lorsqu'ils le jugent à propos, l'on n'en doutera plus. Or, ce droit de sépulture est une possession si réelle & si constante, que nous en avons nous-mêmes exercé les droits, comme on le peut voir sur nos Registres, au 3 Juillet 1753, par la sépulture d'un certain Messager, natif du Diocése de Blois, décédé sur notre Paroisse, rue de la Poissonnerie, nommé *Pierre Germain*, que nous transportâmes à Saint Nicolas, suivant en cela un ancien usage, dont nous ignorions alors l'origine. Par ces Titres il paroît que non seulement Saint Nicolas, mais le Ronceray lui-même, & par conséquent la Trinité, qui n'en étoit pas distinguée, & qui en dépendoit totalement alors, étoient de la Paroisse de Saint Pierre, ou plutôt en étoient déja émanées; *de quorum jure utriusque Ecclesiæ Parochia processerat.*

Le même Livret rapporte un autre Acte, qui fait mention de la bâtisse de l'Eglise de la Trinité, & du consentement que les Chanoines de Saint Pierre y donnerent. Il est expressément marqué dans cet Acte que la Paroisse s'appelloit alors la Paroisse de Notre-Dame, *Beatæ Mariæ Andegavensis;* apparemment que le ministere s'exerçoit alors dans celle du Ronceray, qui est dédiée à Notre-Dame, & qu'étant devenue trop petite pour contenir tout le peuple, on aura été obligé d'en bâtir une autre, c'est pour cela qu'encore aujourd'hui au Synode le Curé de la Trinité est appellé *Rector B. Mariæ Andegavensis*. Les noms des quatre Chanoines & des trois Chapelains qui la desservoient alors sont rapportés sur cet Acte. Il étoit bien naturel que puisque St. Nicolas avoit été bâti dans la Paroisse de Saint Pierre, le Ronceray, qui est bien en deçà de Saint Nicolas, & par conséquent la Trinité, y avoient aussi été bâtis; tout le canton n'étoit pas plus peuplé alors d'un côté que de l'autre.

Au surplus, tout le monde sçait que la Paroisse de la Trinité avec ses sept Chapelains ou Chanoines qui en étoient encore de nos jours les sept Curés, dépendoit entierement de l'Abbesse du Ronceray; mais tout le monde ne sçait peut-être pas que l'Abbesse elle-même, son Abbaye & son Eglise, dépendoient & dépendent encore aujourd'hui en quelque chose, si on peut ainsi parler, de l'Eglise de Saint Pierre; c'est pour cela que l'Abbaye du Ronceray étoit autrefois obligée de fournir tout ce qu'elle a d'ornements & de chappes pour la Fête de Saint Pierre, & c'étoit le Chapelain ou Vicaire perpétuel, aujourd'hui Curé, qui étoit tenu de les faire transporter du Ronceray à Saint Pierre ; c'est un des quatorze serments qu'on lui faisoit faire à sa prise de possession ; nous sommes le premier Curé de Saint Pierre qui n'ayons point fait ces sortes de serments, en conséquence des Déclarations de nos Rois & de la Jurisprudence moderne, qui nous émancipent de cette servitude & de toutes les autres, pour nous attacher tout entier, comme il convient, à notre ministere. Un reste de cet ancien droit, & qui en est une preuve bien autentique, c'est qu'aujourd'hui encore, chaque Abbesse du Ronceray doit à sa prise de possession une chappe, évaluée à la somme de 150 l. qu'elle paye en argent au Chapitre de St. Pierre ; c'est bien là, je crois, une espece de rédevance & de dépendance : en effet, dans son origine l'Abbesse n'étoit qu'une Dame de Charité, & si on veut, comme une Maîtresse préposée à l'éducation des jeunes Demoiselles ; elle tenoit son institution de l'Eglise & du Doyen de Saint Pierre, seul chef du ministere alors, à peu près comme la Communauté de l'Ecole de Charité de Saint Maurille, rue du Figuier ; elle ne devint personne Ecclésiastique que par la suite. Les Comtes d'Anjou acheverent de doter cette Maison pour l'éducation des jeunes Filles de condition ; ce qui fit qu'ils la comblerent de biens, de revenus & de priviléges. Enfin, l'Eglise dédiée à Notre-Dame du Ronceray, à cause, dit-on, des ronces & des épines où elle fut d'abord bâtie, ou plutôt l'Eglise de Notre-Dame de la Charité, comme on l'appelle encore aujourd'hui dans nos Lettres de Gradués, *Beata Maria de Charitate alias de Roncerayo*, devint cette célébre Abbaye d'aujourd'hui, à laquelle non seulement la Trinité, mais encore une infinité d'autres Paroisses & de Prieurés furent réunis.

L'ancienne masure de St. Laurent du Tertre, ce beau vaisseau qui semble réclamer le zéle de quelque puissant Prélat, pour en faire une Paroisse qui partageât celle de la Trinité, cette vieille Eglise, dis-je, dont le peuple confond la vétusté & le délabrement avec l'antiquité d'origine, en a toujours probablement dépendu, puisque nous ne voyons pas qu'elle ait jamais appartenu à une autre Communauté. Or, comme nous avons assez fait sentir ci-dessus, & comme tous les Sçavants en conviennent, il étoit inoui dans ces premiers temps qu'un seul Prêtre, hors l'Evêque, fut chargé en chef du gouvernement des Ames, sans avoir sous lui & avec lui une communauté de Clercs en titre qui partageassent avec lui le ministere : l'Evêque même dans les Villes fut long-temps le seul Pasteur qui fit les fonctions du ministere sur les peuples aussi-bien que sur les

Clercs ; les Clercs eux-mêmes, qui par leur Sacerdoce acquéroient toujours un titre ſtable & permanent dans les Egliſes dans leſquelles & pour leſquelles ils étoient ordonnés, partageoient le miniſtere avec l'Evêque & ſous l'Evêque, ſelon cette remarque de Saint Cyprien : l'Epiſcopat eſt un, tous en poſſédent une partie ſans le diviſer, *Epiſcopatus unus eſt cujus pars ab omnibus inſolidum tenetur* ; leur obéiſſance, leur charité, leur ſoumiſſion tenoient lieu de cette unité ſi néceſſaire dans le miniſtere, qui ne ſubſiſte aujourd'hui qu'au moyen des Prêtres ſurnuméraires & amovibles, qu'il n'étoit pas alors permis d'ordonner.

Or, bâtir une Egliſe dans un lieu, y établir des Clercs, ou une Communauté, c'étoit en même-temps, comme nous avons déja remarqué, leur donner l'exercice des fonctions du miniſtere : il étoit alors inſéparable de la Pſalmodie & du caractere Sacerdotal. Les Canons défendoient, ſous peine de ſuſpenſe, d'ordonner des Prêtres ſurnuméraires & ſans titre d'ordre, tels qu'on les ordonne tous aujourd'hui.

La Pſalmodie a ſi long-temps été inſéparable du miniſtere, que nous liſons dans nos Statuts Synodaux d'anciennes Ordonnances, qui veulent que dans toutes les Egliſes campagne, n'y auroit-il qu'un ſeul ou deux Prêtres, on chante avec note, *cum notâ*, tous les Offices de neuf Leçons, usage que nous avons observé nous-mêmes & vu observer en campagne aux Fêtes solemnels par d'anciens & vénérables Curés, peut-être moins Philosophes & moins raffinés, mais plus pieux & plus zelés que ceux d'aujourd'hui, qui ont aboli une pratique si sainte & si capable de nourrir la piété des peuples, en leur donnant quelque idée de la priere publique: c'est encore à cet usage qu'une infinité d'Eglises, originairement Plébéanes & Paroissiales, doivent leur érection en Chapitres & en Eglises Canoniales, leurs Clercs s'étant, à la faveur de cet usage, insensiblement métamorphosés de Prêtres Plébéans & de Chapelains qu'ils étoient, en Doyens, Chéveciers & Chanoines.

Il n'y a pas de doute que tout ce canton du Ronceray & de la Trinité ne fût pour lors désert; il ne se peupla que par la suite, & les Comtes d'Anjou le renfermerent dans l'enceinte des nouveaux murs, qui font la troisiéme cloison: il fallut y bâtir une Paroisse sans doute, attachée & subordonnée à la Communauté qui y existoit, selon la Jurisprudence du temps. L'Eglise de Saint Pierre y donna encore son consentement comme à Saint Nicolas & à Saint Jacques: l'Apologiste de Mrs. de Saint Maurice en fait mention, mais il affecte de ne le pas rapporter.

Il est important de sçavoir ici que cette Apologie ou Réponse de Mrs. de Saint Maurice, dont nous avons tirés les premiers Titres ci-dessus rapportés, est une espece de Libelle diffamatoire assez gros, imprimé en 1626, contre Mr. de Miron, Evêque, & contre un sieur Menard, qui avoit pris le parti de son Evêque; le stile en est Gaulois & chargé d'une érudition mal digérée & mal amenée, (comme le goût du temps le comportoit encore;) il y a des invectives contre l'Evêque & son Partisan; il y est traité à chaque page d'homme faux, d'ignorant, d'imposteur, & presque de sacrilége, pour avoir voulu dépouiller l'Eglise de Saint Maurice d'une prérogative qu'on ne peut, sans attentat, lui enlever, en soutenant que Saint Pierre avoit été Cathédrale, comme si l'Eglise de Saint Maurice en étoit aujourd'hui moins digne, moins vénérable, moins respectable, moins illustre, moins riche, moins supérieure, même à toutes les autres, pour n'avoir pas existé dès le commencement qu'il y a eu des Chrétiens & des Evêques à Angers. Que Mrs. de Saint Maurice cessent donc leurs allarmes & leurs préjugés, si quelqu'un parmi eux étoit capable d'en avoir pour un si mince sujet, ils n'en seront pas moins les Chanoines de la Cathédrale du Diocése & de l'Eglise d'Angers par excellence ; quoique l'Eglise de Saint Pierre soit la plus ancienne, il suffit que la leur ait été investie & pourvue des priviléges & des prérogatives de toutes les autres qui lui ont été réunies, transférées & soumises, il n'en faut pas davantage.

L'Abbaye du Ronceray elle-même, en est-elle moins une des plus célébres Abbayes du Royaume, pour avoir eu des commencements si petits, & pour avoir été dans son berceau & dans sa naissance la Fille de l'Eglise de Saint Pierre ; tout est passé à la Fille, & il n'est rien, ou presque rien resté à la Mere. L'Abbaye de Font-Evrault, aujourd'hui si fameuse, si riche & si nombreuse, honorée de la présence & chargée de l'éducation des Filles de nos Rois, n'étoit qu'un bois & un désert avant Robert d'Arbrissel ; de combien ne passe-t-elle pas les pauvres Paroisses où elle a été bâtie ? L'Empire Romain, le plus grand & le plus vaste qui fut jamais, dit *Eutrope*, eut les plus petits commencements sous Romulus. * L'Eglise elle-même n'est-elle pas dans l'Evangile comparée à un grain de senevé ?

Et pour en venir à un exemple palpable qui nous regarde ; faut-il que nous en

* *Romanum Imperium quo neque ullum fere minus ab exordio, neque incrementis amplius humana potest memoria recordari à Romulo exordium habet.*

eſtimions moins notre place de Paſteur, qui nous met aujourd'hui à la tête d'un peuple conſidérable, parce qu'elle n'étoit avant la Déclaration de nos Rois & la Juriſprudence moderne, qu'une très-petite Vicairerie perpétuelle, qu'une ſimple Chapellenie, qu'un Office même, & qu'une Commiſſion du Chapitre, qui ſeul poſſédoit alors le miniſtere qui nous eſt paſſé tout entier, ſans diviſion ni partage? Ne pourrions-nous pas dire, vis-à-vis des Chanoines de Saint Pierre, ce que Saint Paul diſoit de lui-même vis-à-vis des Apôtres? *Nihil minus fui ab iis qui suprà modum ſunt Apoſtoli tametſi nihil ſum.* Corinth. 12. v. 11. Notre place ne le céde en rien à toutes celles du Chapitre, ſans en excepter le Doyenné, quoique de nous-même nous ne ſoyons qu'un avorton du miniſtere, qui devons nous mettre au-deſſous de tous les autres, & qui ne méritons pas le nom de Paſteur ni de Miniſtre de Jeſus-Chriſt; *non ſum dignus vocari Apoſtolus*, comme dit le même Apôtre. Telle eſt la viciſſitude des choſes de la vie; la Riviere ôte aux uns pour donner aux autres: nous voyons des Rois ſortis d'Eſclaves, & des Eſclaves ſortis de Rois; les premiers deviennent les derniers, & les derniers les premiers: *Erunt primi noviſſimi & noviſſimi primi.*

Si nous euſſions été à même ou à portée

des Chartes & des Titres qui sont sans doute dans les Archives du Ronceray, de Saint Nicolas, de la Haye, de la Cathédrale & de Saint Pierre meme, nous n'eussions pas mis la vérité dans une plus grande évidence par rapport à ces esprits justes, profonds & pénétrants, mais rares, qui sçavent saisir les choses dans leurs principes, les rapprocher d'elles-mêmes, & les suivre dans toutes leurs conséquences; mais nous l'eussions appuyée de preuves plus palpables & plus à la portée des génies subalternes, qui ne voyent que ce qu'ils touchent.

Nous ne nous sommes servis, comme on le peut voir, que de ce qui nous est tombé comme par hasard sous la main, & en approfondissant ce qui étoit sous les yeux de tout le monde, mais que tout le monde ne peut & n'est pas obligé de pouvoir approfondir, nous avons employé contre les Adversaires de notre sentiment, les propres armes dont ils s'étoient servis pour combattre & décréditer la tradition que nous avons ici développée & exposée au jugement d'un chacun. Nous prions nos Lecteurs d'apprécier nos preuves, ce qu'elles valent, & de les mettre eux-mêmes dans leur juste valeur.

Dans tous les ordres, physique, civil ou moral, les choses ne s'abolissent jamais de telle sorte qu'il ne reste long-temps des vestiges. & des marques de ce qu'elles ont été ; nous voyons des sillons dans des bois de quatre ou cinq cens ans d'antiquité ; on trouve tous les jours des pierres ou des masures dans les endroits où il a été autrefois bâti : il en est ainsi de tous les changements que le temps, qui est le pere & le destructeur de toutes choses, apporte nécessairement & successivement par-tout. Les génies clairvoyants & originaux sçavent faire ce discernement & en tirer les justes conséquences ; elles ne revoltent & ne passent que l'intelligence des esprits faux & ordinaires, qui les critiquent & les censurent sans les entendre.

CONCLUSION.

Il est aisé, de tout ce que nous venons de dire, de tirer une conséquence pour le village d'Empyré ; car, si toutes les Eglises de la Ville, comme nous l'avons démontré sans replique, ont été démembrées & émanées de Saint Pierre ; si Saint Pierre a été un Baptistaire du temps de Saint Maurille, quatriéme Evêque ; & si la discipline Ecclésiastique, dont on voit encore des restes dans les plus anciennes Eglises d'Italie, ne permettoit pas qu'il y en eût plusieurs dans une Ville, parce qu'il n'y avoit qu'un même Baptême, qu'un Evêque seul en droit de l'administrer par plénitude d'ordre ; si Saint Pierre étoit le vrai Cimetiere des Chrétiens, *Cæmeterium Christianorum*, & si ce Cimetiere étoit toujours le lieu de leur assemblée, l'Autel de leurs sacrifices, & le centre de la communion des vivants & des morts, comme nous l'avons expliqué; si la Paroisse de Saint Nicolas, son Monastere, & celles qui la confinent, & qui en ont été démembrées, quoique très-éloignées de Saint Pierre, & même séparées par la Riviere, *divisos totâ Urbe Britannos*, étoient autrefois de la Paroisse de Saint Pierre, *in territorio & Parochiâ Sancti Petri*, comme le porte la Fondation; si Saint Martin, qui n'est mort qu'après trois ou quatre Evêques d'Angers, n'a pu avoir une Eglise à Angers sous son nom que plusieurs Siecles après l'établissement des Chrétiens, & long-temps après la mort de ces Evêques qui célébroient dans la Basilique de Saint Pierre, *in Basilicâ Sancti Petri*; comment peut-on dire que le village d'Empyré, dépendant de la Paroisse de Saint Pierre, ait jamais été de celle de Sainte Gemme, qui est une Eglise nouvelle & dépendante de celle de Saint Martin, que les Comtes d'Anjou, Rois d'Angleterre, bâtirent d'abord sous le nom de Saint James, qui veut dire Saint Jacques, par corruption on a dit Sainte Gemme?

Les Comtes d'Anjou en bâtissant de nouvelles Eglises dans leur Ville, & en y transférant des Clercs tirés de la primitive Eglise, assignoient une partie des revenus de l'ancienne Eglise, qu'ils partageoient ainsi pour le bien du ministere & pour l'ornement de la Ville : Foulques Nerra & d'autres Comtes d'Anjou donnerent à Saint Martin toutes les dîmes du canton de Sainte Gemme sur les bords de la Loire ; les peuples s'y étant multipliés, les Chanoines de St. Martin furent obligés d'y mettre un Prêtre de leur College pour y catéchiser & administrer les peuples sous leur correction & leur direction, ainsi que le comportoit la Jurisprudence du temps. Voilà l'origine de la Paroisse de Sainte Gemme & d'une infinité d'autres qui dépendent des Chapitres. Le canton d'Empyré ayant continué de payer la dîme à l'Eglise de Saint Pierre, continua aussi d'y aller chercher les Sacrements comme il est du droit naturel ; le canton ne s'est jamais assez peuplé pour qu'on ait eu besoin d'y bâtir un Oratoire ; & réellement ce Village est encore aujourd'hui sans Eglise ; personne n'y leve la dîme dans toute l'étendue du canton, qui peut avoir une demie lieue dans le triangle que forme le confluant des Rivieres de Loire & de Mayenne, que le Curé seul, actuellement substitué aux droits du Chapitre de Saint Pierre, par l'abandon qu'il lui en a fait, en conséquence de la Déclaration de 1690.

Ce Village n'a jamais reconnu ni reçu les Sacrements ailleurs qu'à Saint Pierre ; il jouit de tous les priviléges de la Ville comme la Paroisse dont il dépend, & qui est au centre : * comment donc a-t-il pu être de Sainte Gemme ? Quant a-t-il cessé de payer la dîme à Saint Pierre ? Quant a-t-il cessé d'y recevoir les Sacrements ? Quand est-il revenu les y chercher après avoir quelquefois cessé ? Quand lui a-t-on donné ou rendu les priviléges de Ville dont il jouit ? Il est donc clair qu'il a de tout temps été de la Paroisse de Saint Pierre ; & il est faux qu il ait jamais été de celle de Sainte Gemme.

* L'étimologie même de son premier nom, (le Peyré) qui vient de *Per* ou Pierre, selon l'ancien langage, annonce son origine.

REMARQUES *sur le* CAMP DE CÆSAR, *au Canton d'Empyré & de Fremur, & autres Ouvrages des Romains.*

Invenies illic & facta domestica nobis,
Sæpè tibi pater, sæpè legendus avus.

Vous trouverez ici plusieurs faits curieux,
Lisez & relisez, vos Peres, vos Ayeux. *Ovide.*

CE Canton est précisément l'endroit où le jeune Crassus, fils de celui qui fut defait & tué par les Parthes après avoir pillé le Temple de Jerusalem, tenoit son Camp sous Jules-Cæsar : voilà comme s'exprime cet illustre Auteur dans ses Commentaires, en parlant de la seconde guerre qu'il fit dans les Gaules, *Lib. 3.* » Le jeune » P. Crassus, dit-il, avec la septiéme » Légion, tenoit son quartier d'hyver en » Anjou, tout proche la Mer Océane. *P. Crassus adolescens cum Legione vij, proximus Mare Oceanum andibus hiemabat.* Il falloit que l'Anjou eût manqué cette année là, soit faute de culture, soit à cause des pluyes & des inondations, source plus ordinaire de disette en cette Province, puisque Crassus fut obligé d'envoyer de ce Camp là même des Préfets & des Tribuns de Soldats en Bretagne pour y faire des bleds; aussi la Bretagne, ou l'Armorique, est-elle encore aujourd'hui la ressource ordinaire de l'Anjou quand le bled y manque.

Terracidius fut envoyé chez les Eusubiens, Trebius-Gallus chez les Curiosolites, & Valanius avec Silius chez les Venetes. L'Armorique a pris par la suite le nom de Bretagne, des Anglois Bretons qui y vinrent, comme le Portugal a pris le nom des Gaulois, *Portus Gallorum*: voici le texte. » Crassus voyant qu'il man» quoit de bled dans ses quartiers, envoya » plusieurs Préfets & Tribuns de Soldats » dans les Villes voisines pour faire du bled » & des vivres; de ce nombre étoient » Terracidius, envoyé chez les Eusubiens, » Trebius-Gallus chez les Curiosolites, » Velanius avec Silius chez les Venetes. * On ignore aujourd'hui quels étoient les *Eusubiens*; ce mot paroît dérivé du Grec, & dans son étimologie, s'il en vient, il devroit signifier *bon vivant*, ou *bon arc*, du mot Grec *eu bene*, bien, & de *bios vita*, vie ou arc; puisque Cæsar dans le même Livre nous dit, que les Gaulois, & surtout leurs Druides, se servoient de de la langue Grecque dans leurs écritures; quoiqu'il en soit, c'étoit à coup sûr des Peuples de l'Armorique, ou voisins de l'Armorique; les *Curiosolites* sont ceux de la Cornouaille ou Quimper; les *Venetes*,

* *Is (Crassus) quod in suis locis inopia frumenti erat, Præfectos, Tribunosque militum complures in finitimas Civitates frumenti & commeatûs petendi causâ, dimisit: quo in numero erat Terracidius missus in Eusubios, Trebius-Gallus in Curiosolitas, Velanius cum Silio in Venetos.*

ceux de Vannes, tous Peuples de Bretagne, Province adjacente & contigue à l'Anjou, ce qui fait que Cæſar les appelle *finitimas Civitates.*

En effet, du Camp de Cæſar, autrement de notre village d'Empyré à Pimbeuf, où la Loire perd ſon nom, il ne peut y avoir que vingt-ſix lieues communes; & du lieu où l'Océan fait encore ſenſiblement ſentir ſon flux & reflux trois lieues en deçà au-deſſus de Nantes, il n'y a pas plus de douze à treize lieues: c'eſt pourquoi Cæſar dit, *proximus Mare Oceanum Craſſus andibus hiemabat.*

Ce fut de ce lieu là même que Craſſus envoya en Illirie, où Cæſar s'étoit déja rendu pour l'informer de ce qui ſe paſſoit entre lui & ces Peuples qu'il avoit ſoumis avant ſon départ. Ce fut là que le même Craſſus, par ordre de cet Empereur, qui n'arriva en Anjou que dans le cours de l'année, *quàm primùm per anni tempus potuit ad exercitum contendit*, fit conſtruire, en attendant ſon arrivée, des longs bateaux pour deſcendre par la Loire juſqu'en Bretagne; ramaſſa de toutes les Gaules un grand nombre de Rameurs & de Nautonniers; établit des Capitaines & des Pilotes à la tête deſquels il mit Brutus. » Cæſar, dit le texte, étant informé par » Craſſus de ce qui ſe paſſoit, comme il » étoit fort éloigné, ordonna dans cet

» intervalle de faire conſtruire ſur la Ri-
» viere de Loire, qui coule dans l'Océan,
» de longs bateaux, d'établir des Rameurs,
» des Nautonniers & des Pilotes. *

Il falloit que ces longs bateaux fuſſent en même-temps plats pour pouvoir deſcendre la Loire, qui n'eſt jamais aſſez profonde depuis Nantes juſqu'à Angers, à cauſe des ſables, à moins qu'on ne ſuppoſe, comme il eſt très-probable, que la Mer ne remontât plus avant dans la Loire qu'elle ne fait aujourd'hui; il falloit encore qu'ils fuſſent plus forts que nos grands chalands, pour pouvoir réſiſter aux vaiſſeaux Bretons, comme ils firent. Les Prames ou bateaux plats qu'on fait actuellement conſtruire à Nantes par ordre du Roi, peuvent y avoir quelque reſſemblance; ceux des Bretons l'étoient, *carinæ aliquantò planiores, quo faciliùs vada & deceſſum Maris excipere poſſent.* Ce fut enfin de ce lieu là que l'Armée Romaine partit pour recommencer, contre ceux de Vannes, la guerre que Cæſar croyoit tout-à-fait finie dans les Gaules lorſqu'il les quitta pour aller reconnoître l'Illirie. » Cæſar ayant toute ſorte
» de raiſon de croire que la Gaule étoit en
» paix. . . . . & étant parti au commence-
» ment de l'Hyver pour l'Illirie, parce

* *Quibus de rebus Cæſar à Craſſo certior factus quod ipſe aberat longius; naves interim longas ædificari in flumine Ligeri quod influit Oceanum, Remiges ex Provinciâ inſtitui, Nautas, Gubernatoreſque comparari jubet.*

» qu'il vouloit aussi connoître ce Pays, » & se mettre au fait de ce qui en étoit, » la guerre tout à coup s'éleva dans les » Gaules. * Ce Général nous apprend lui-même quelle fut la cause de cette seconde guerre, qui l'obligea si promptement de revenir joindre son Camp en Anjou, & qu'il termina si glorieusement par la soumission entiere de la Bretagne : Vannes en étoit alors la principale & la plus forte Place ; † cette Ville étoit immédiatement sur le bord de la Mer & batue de ses flots : Cæsar nous dit qu'elle contenoit dans son Port & sous la défense de ses murs environ deux cens vingt vaisseaux tous équipés, qui se présenterent & s'avancerent d'eux-même au premier aspect de la Flotte Romaine. ¶

Aujourd'hui cette Ville est éloignée de la Mer de plus d'une lieue, par le limon & les sables que les alluvions de son flux & reflux y ont amené ; l'on y pourroit aisément combattre à pied sec : & comme dit Horace :

* *Quùm omnibus de causis Cæsar pacatam Galliam existimaret .... atque initâ hieme in Illiricum profectus esset, quod eas quoque rationes adire & regiones cognoscere volebat; subitum bellum in Galliâ coortum est.*

† *Hujus Civitatis est longè amplissima authoritas omnis oræ maritimæ regionum earum.*

¶ *Ubi primum classis nostra visa est ab hostibus: circiter ccxx naves eorum paratissimæ, è portu profectæ nostris adversæ, constiterunt.*

Sterilisque diu palus, aptaque remis
Vicinas Urbes alit & grave sentit aratrum.

Ces immenses Marais dont on a vu les eaux
Couvertes si long-temps d'inutiles bateaux,
On les voit de nos jours devenus champs fertiles,
Procurer l'abondance à quantité de Villes.

C'est pourquoi Cæsar nous fait entendre, que sa situation étoit alors bien plus avantageuse qu'aujourd'hui, qu'elle ne reçoit le flux & reflux que par le lit d'une petite Riviere assez étroite ; il étoit très-difficile d'y entrer tant par mer que par terre, soit à cause de la marée qui vient, dit-il, toutes les douze heures, & qui laisse quelquefois les vaisseaux à sec, soit à cause des montagnes qui la défendent & qui la dominent. * Cæsar & son Armée de terre occupoient ces montagnes & toutes les hauteurs circonvoisines, d'où il pouvoit aisément voir, & dans le Port, tout ce qui se passoit, & sur Mer la manœuvre, les mouvements & l'issue de ce combat naval ; *omnes enim colles & loca superiora, undè erat propinquus despectus in mare, ab exercitu tenebantur.*

Tout cela prouve que la Mer aussi-bien que les Rivieres se retirent souvent d'un côté pour s'accroître d'un autre, comme dit Ovide dans ses Métamor-

* *Erant ejusmodi ferè situs oppidorum, ut posita in extremis lingulis, promontoriisque : neque pedibus aditum haberent, cùm ex alto se æstus incitavisset, quod id semper accidit horarum xij spatio, neque navibus quod rursùs, minuente æstu naves in vadis afflictarentur.*

phoses, *Lib.* 15. *Fab.* 14.

Vidi ego quod fuerat quondam solidissima tellus
Esse fretum, vidi factas ex æquore terras;
Et vetus inventa est in montibus anchora summis
Et procul à pelago conchæ jacuere marinæ.

J'ai vu les pins flottants fendre le sein des ondes,
Aux lieux où végétoient leurs racines profondes;
J'ai vu le bœuf lassé sillonner lentement
La terre où fût le lit de l'humide élément;
Au centre d'un rocher éloigné des rivages,
Fut découverte une ancre avec des coquillages.

On trouve tous le jours de ces raretés dans les côteaux des environs de Saumur, d'où l'on tire le tufeau; on trouva dans ceux de Chenehutte, lorsque j'y étois Curé, une espece de soliveau brun, & en partie pétrifié, dont j'ai long-temps conservé un morceau; il étoit à plus de cent pas incorporé dans le rocher: tout cela prouve encore la vérité du Déluge. Qu'on me passe cette petite disgression, elle tient à mon sujet. Il est vrai que la Mer ne perd jamais rien, & qu'elle prend d'un côté ce qu'elle laisse de l'autre. Il est visible qu'elle venoit autrefois jusqu'à Fontenay, à neuf lieues de la Rochelle; on y montre encore en plusieurs endroits des boucles de fer, où l'on dit qu'on attachoit les navires. Maillezais a, dit-on, été long-temps un Port de Mer. La Ville ou Paroisse de Maran s'est formée dans le Marais voisin, qui s'est presque tout desséché; ses bords paroissent avoir été battus des vagues de la Mer; à peine aujourd'hui le flux s'y fait-il sentir. Les

Isles d'Aix, de Ré, & autres, étoient au contraire attenantes ou presque contiguës au Continent *

Il est de même certain que la Mer montoit autrefois fort avant dans la Loire, & sans cela, comment Cæsar eût-il pu y construire & y mettre à l'eau, aux environs de son Camp, des vaisseaux, même un peu plus plats, capables de faire face à ceux des Bretons? J'ai connu dans mon enfance des vieillards qui disoient l'avoir vue monter jusqu'à Ancenis; aujourd'hui elle ne passe pas Thoüaré; elle est même si basse à Nantes, que ce Port ne sera bientôt plus assez commode pour y mettre à l'eau des navires un peu considérables: j'y vois, depuis que je me connois, la Loire sensiblement se hausser par les sables: Pim-

* Quelqu'un m'a dit avoir lû quelque part que Cæsar avoit livré un combat naval dans les Plaines des environs de Doüé, où l'on cueille aujourd'hui de si beau froment; si cela est, il faut que ces Plaines & toutes celles du Poitou qui les joignent, aient au moins été alors de grands étangs qui se déchargeoient dans la Loire par les petites Rivieres du Layon, du Thouet, de la Marne & de la Dive qui y prennent leurs sources; elles seront ensuite devenues des marais qui se sont affechés & qu'on a cultivés. Je serois encore fort porté à croire que la Mer y est remontée par la Loire long-temps après le Déluge; car, quels étonnants changements le temps ne fait-il pas sur la face de l'Univers après un certain nombre de Siécles? Que n'a-t-il pas dû faire depuis le Déluge jusqu'à Cæsar, & depuis Cæsar jusqu'à nous? Et comment expliquer sans cela ce qu'il nous dit des vaisseaux qu'il fit venir du Poitou & de la Saintonge pour se joindre à la Flotte qu'il avoit fait construire sur la Loire, & qu'il fit partir ensemble pour Vannes? *Brutum adolescentem classi, Gallicisque navibus quas ex Pictonibus & Santonis, reliquisque pacatis regionibus convenire jusserat, præfecit; & cùm primùm posset, in Venetos proficisci jubet.*

beuf y ſuplée déja ; nous le voyons ſe bâtir de nos jous ; il aura à ſon tour le même ſort. Mais ne perdons pas notre Cæſar & ſon Camp de vue. Quelle fut donc la cauſe de cette ſeconde guerre qui fut ſi funeſte aux Vanois, ou Venetes, puiſqu'il en couta la vie à tout leur Sénat, & la liberté à tout le reſte du Peuple, qui fut vendu à l'ancan ? *Cæſar, omni Senatu interfecto, reliquos ſub coronâ vendidit.*

Craſſus, dit-il, manquant de vivres dans ſon Camp d'Anjou & aux environs, envoya à Vannes, comme nous avons déja vu, Velanius & Silius, Chevaliers Romains, pour avoir des vivres, *ejus belli hæc fuit cauſa* ; ces Peuples croyant avoir trouvé une occaſion favorable de ſecouer le joug des Romains, & de ravoir leurs otages que Craſſus tenoit dans ſon quartier, retinrent contre le droit des gens, ces Tribuns, les mirent aux fers tous revêtus qu'ils étoient du caractere d'Ambaſſadeurs, nom ſacré & inviolable chez toutes les Nations, *quod nomen ad omnes Nationes ſanctum, inviolatumque ſemper fuiſſet ;* & perſuaderent à leurs voiſins, vers qui Craſſus avoit auſſi depêché d'autres Officiers, d'en faire autant. Ce furent eux qui commencerent à retenir Silius & Velanius, parce qu'ils croyoient par-là ravoir les otages qu'ils avoient donnés à Craſſus ; *ab iis fuit initium retinendi Silii & Velanii, quod per eos se suos obsides, quos Crasso dedissent, recuperaturos existimabant.* Telle fut la cause de cette seconde guerre, dont tous les préparatifs se firent, comme nous avons vu, dans notre canton de Fremur & d'Empyré, où Cæsar avoit alors son Camp, sous la conduite de Crassus: ceci arriva sous le Consulat de *Cornelius Lentulus Marcellinus*, & de *Marcius Philippus*, l'an de Rome 696; avant Jesus-Christ 56: car, Cæsar dit, que l'Hyver suivant, qui étoit sous le Consulat de *Pompeius Magnus*, & de *M. Licinius Crassus*, l'an 697, avant Jesus-Christ 55, les Germains passerent le Rhin avec une grande multitude d'hommes; *eâ quæ secuta est hieme, qui fuit annus C. Pompeio, & Marco Licinio Crasso consulibus, &c.* C'étoit donc de ce canton là que Crassus tenoit en respect non seulement l'Anjou, le Maine, & une partie de l'Aquitaine, mais toute la Bretagne, appellée Armorique, & déja subjugée, puisqu'il avoit en sa puissance leurs otages. Ce fut aussi là que toute l'Armorique lui députa une Ambassade générale pour lui redemander ces mêmes otages, & lui offrir à cette condition les Officiers qu'il leur avoit envoyés, & qu'ils avoient mis aux fers; *communem legationem ad Crassum mittunt si velit suos recipere, obsides sibi remittat.*

En effet, jamais situation ne fut plus avantageuse: on sçait que les Romains avoient toujours coutume de se fortifier dans leurs Camps; ils ressembloient par leur structure & le bel ordre qui y regnoit, plutôt à des Villes bâties & policées qu'à une pleine campagne: il semble que la nature leut eût fait tout exprès notre canton d'Empyré & de Fremur; sans doute qu'il ne s'appelloit pas ainsi pour lors: d'un côté, au *Sud Est*, ils avoient la Loire, qui, avec ce vaste & majestueux lit où elle coule, les défendoit mieux que tous les fossés & tous les murs du monde: de l'autre côté, au *Nord Ouest*, ils avoient la Mayenne, encore plus profonde & moins gayeable que la Loire, quoique moins large & moins belle: au *Midi* ils avoient la pointe ou le confluant de ces deux Rivieres, qui forment nos Isles & notre Commune en question; * au *Nord*, vers Angers, ils avoient élevés une ligne en turcie, à venir des Ponts de Cé, ou de Cæsar, qu'on appelle en Latin *Pontes Cæsaris*, jusqu'au petit Promontoire, sur lequel est aujourd'hui situé le Couvent de la Bâmette; on voit encore cette ligne, qui mérite bien l'attention des curieux; elle subsiste à la hauteur d'environ dix-huit ou vingt pieds de haut l'espace de plus d'une grande demi-lieue sans interruption, depuis le Bois ou Prées de Pouillé,

* C'est le sujet de notre Procès contre Ste. Gemme; elles sont attenantes à notre Village & en sont partie.

qui joint les dernieres arches des Ponts de Cé jusqu'au chemin & village de Fremur en Sainte Gemmes, au lieu où sont plantées les Fourches de St. Maurice ; les Paysans l'appellent encore le Camp du *Roi Cæsar*, & ils disent que ce Roi étoit un Huguenot qui vivoit cinquante ans avant J. C.

On voit encore un autre mur en ligne droite, à venir du côté d'Angers, qui va couper perpendiculairement cette ligne principale ; les Paysans appellent ce second mur la Chaussée ; il est épais d'environ six à sept pieds, si bien pris & si bien cimenté, qu'un Maçon en pourroit à peine défaire gros comme la tête dans une journée : ce mur, selon les apparences, servoit à défendre la Cavalerie lorsqu'elle sortoit du Camp pour fourrager de l'un ou de l'autre côté. La ligne principale ne s'apperçoit plus depuis le chemin & village de Frêmur jusqu'à la Bâmette, parce qu'on y a bâti des maisons, & qu'on s'est efforcé de l'applanir pour y cultiver les terres ; ce qui a fait donner au canton le nom de Fremur, c'est-à-dire, *Fractus murus* ; on en trouve seulement des restes peu sensibles ; mais depuis ce chemin de Fremur jusqu'à la Prée des Ponts de Cé, c'est-à-dire, l'espace de plus d'une demie lieue, cette ligne subsiste aussi visiblement que si elle n'étoit faite que d'hier. Comme il a crû dessus des chênes & des brossailles, & que le canton n'eſt pas ſi défriché, c'eſt ce qui a fait que ce précieux monument nous eſt reſté ; & je m'étonne bien que nos Peres aient eu ſi peu de goût pour les antiquités, que de négliger un monument ſi rare, au point que la plûpart des Habitants d'aujourd'hui n'en ont pas même connoiſſance.

Par-là on peut juger de l'étendue & de la forme qu'avoit ce célébre Camp : il contenoit l'eſpace d'une grande lieue en triangle parfait. Il eſt à croire qu'il a été long-temps célébre, même après Cæſar, comme on en peut juger par les reſtes peu équivoques qui ſubſiſtent ; on y trouve, ſur-tout vers notre village d'Empyré, pluſieurs veſtiges de chemins ferrés, à la maniere des Romains, & quantité de maſures, avec des médailles, comme je dirai ci-après.

Je ſerois encore fort porté à croire que ce fameux Camp a donné ſinon la naiſſance, du moins l'accroiſſement à la Cité d'Angers, qui s'appella *Julio Magus*, ou *Julio Pagus*, du nom de Jules Cæſar lui-même ; elle n'étoit alors, ſelon toutes les apparences, qu'une eſpece de Fortereſſe, avancée du côté du *Nord Oueſt* à la tête de ce fameux Camp, comme les Ponts de Cé de l'autre côté, ayant au milieu des bois & des marais ; que ſi la Cité a ſubſiſté avant Cæſar, il faut qu'elle ait ſubſiſté ſous un autre nom que ſous celui de *Julio Magus*, qu'elle a conſervé long-temps depuis.

La ville de Nantes que nous avons vû de nos jours si considérablement s'embellir & s'accroître, tant par les superbes bâtiments de son Isle Feydeaux, que par ceux de son beau Port de la Fosse, si elle existoit déja, n'étoit qu'un hameau de Pêcheurs, appellé *Condivicum*; Cæsar y fit à peine attention; elle n'eut garde de s'opposer à sa descente. Les Barbares, nos Peres, qui habitoient ces contrées, vivoient épars çà & là, sous le nom collectif & général de *Nannetes* & d'*Andes*, qu'on donna par préférence aux principales & plus fortes Places.

Saumur, d'abord appellé *Murus*, *mur*, à cause de son côteau escarpé comme un mur, ensuite *Salvus murus*, & enfin par contraction *Salmurus*, n'existoit point encore, & n'a existé que bien des Siécles après.

Cette Ville doit sa naissance & son nom à la célébrité des Reliques de Saint Florent, premier Solitaire des Gaules, peu connu, mort âgé de cent vingt-trois ans, après avoir confessé la Foi sous Dioclétien, & été ordonné Prêtre par St. Martin. Les Moines du Mont-Glonnes, aujourd'hui Saint Florent-le-vieux, les y apporterent quelques temps après avoir été chassés de leur premiere habitation par les Normands du neuviéme Siécle: ils y avoient une possession & une Eglise, que Pepin avoit

avoit bâtie à l'honneur de Saint Jean-Baptiste, dès l'an 747, & que Charles le Chauve, petit Fils de Charlemagne, leur avoit donnée sous le nom de *Joannis villa*. Thibault, Comte de Blois & de Tours, leur donna, vers l'an 950, le Château, alors appellé *Truncus*, tronc, à cause de sa petitesse & de sa situation; *à parvitate loci, sitûsque angustiâ.* * Le Comte les y dota & les y fortifia, comme il étoit alors ordinaire & nécessaire, pour les mettre à couvert des incursions des Barbares, & même des voisins.

Le territoire de Tours s'étendoit alors jusqu'au-delà du Toit, ou Thouet, qui passe à Thouars, & qui donne son nom à ce Château, ou le tire lui-même delà; *usque ad Fluvium Thoärium*, ou *Thædum*, comme dit Gregoire de Tours.

Doüé, *Doadum*, ancienne Colonie des Romains, étoit de son domaine; le Comte y avoit une demeure, & les Moines allerent l'y trouver pour lui demander un asile: c'est ainsi que s'exprime la Chronique de l'Abbé Michel, vers l'an 1325, rapportée par le Pere Lobineau, dans l'Histoire de Bretagne; c'est elle ici qui

* *Florentinus venit ad locum qui vulgo vocatur murus .... ò fuit in hoc loco ubi nunc Salmurus eminet ab antiquo fabricatum Castellum quod à parvitate, sitûsque angustiâ truncum vocabulo ferebatur. Castrum illud quod vocatur Salmurus nondum ibi erat; sed posteà ob munimentum Monasterii propter vicinos hostes à Comite Theaubaudo ædificatum est.*

me ſert de guide. » Enſuite il (le Moine » Abſalom) alla à Doüé trouver le Comte » Thibault, qui tenoit ſous ſon obéiſſance » une grande partie de ces quartiers là ; » & de ſon avis & de ſon conſentement » ils choiſirent pour s'établir le lieu où » Saumur eſt actuellement. * Le Château eſt le même, il n'a point changé de ſituation ; on y voit encore une partie de l'Egliſe, & les reſtes des anciens lieux réguliers ; on a ſeulement placé la Forteresse & le corps principal du bâtiment un peu au delà. Eudes, fils du Comte Thibault, fit une petite enceinte au bas ; & c'eſt ce que veut dire la Chronique par ces mots, *caſtrum illud nondum ibi erat, &c.* Foulques Nerra, Comte d'Anjou, la prit vers l'an 1025, y mit le feu, s'empara du Château, en chaſſa les Moines, & étendit les limites de ſon Comté juſqu'au delà. C'eſt à ce dernier que Saumur, & Angers même, doit ſon aggrandiſſement & une partie de ſes priviléges, comme pluſieurs autres Villes d'Anjou, Beaugé, Beaufort, Duretal, la Fleche, Château-Gontier, Maulevrier, &c. qui n'étoient avant lui que des maiſons de campagne, ou des déſerts propres à la chaſſe.

La Loire couloit alors de l'autre côté

* *Deinde Doadum ubi Comitem Theaubaudum cujus ditioni regionum occiduarum non modica pars parebat, adit, cujus conſilio & voluntate locum ad habitandum eligunt in loco ubi nunc Salmurus [illegible]*

du côteau, à tomber vers Beaufort & Mazé; elle ne joignoit la Vienne qu'au deſſous de Saint Maur; elle s'y réunit dans la ſuite à la queue de la Prée d'Offart, qui n'eſt devenue Iſle que par la jonction de ces deux Rivieres à Candes.

Tout ceci ſe conjecture facilement à vue de Pays, outre les monuments qui en font foi. Les Tourangeaux eurent la peine de deſcendre la Vienne pour rejoindre la Loire, lorſqu'ils déroberent le Corps de Saint Martin à Candes. ; *poſitoque in navi corpore per Vigennam Fluvium ; deſcendunt ingreſſique Ligeris alveum ad Turonicam urbem dirigunt.* Mr. Menage n'a pas fait attention au terme *deſcendunt* dans Gregoire de Tours, lorſqu'il a avancé que la Loire ſe jettoit déja dans la Vienne dès Candes, & qu'elle s'en étoit ſéparée dans la ſuite pour s'y rejoindre encore. *

Guillaume Lemaire, Evêque d'Angers au treiziéme Siécle, paſſa par Brion & Bour-

* L'ancienne Hiſtoire de Saint Florent dit : Abſalon, Moine de Saint Florent de Glonnes, en ſuivant la Riviere de Vienne arriva enfin à un certain héritage du même Saint Florent, ſitué dans la Paroiſſe de Sainte Marie de Lentigniac (Lentilly, aujourd'hui Nantilly,) qui lui avoit anciennement été donné en poſſeſſion par la libéralité Royale : ce lieu étoit devenu comme un déſert par le ravage des Barbares & la fuite des Habitants. *Abſalon Monachus Sancti Florentii Glonnenſis viam juxta Vigennam fluvium ſecutus devenit tandem ad quoddam prædium ipſius Sancti Florentii, liberalitate Regiâ antiquitùs poſſeſſionibus attributum ; quod in Parochiâ Sanctæ Mariæ de Lentigniaco ſitum ; barbaris cuncta vaſtantibus, coloniſque quâquâ verbûm fugientibus in ſolitudinem redactum inſtar eremi fuerat effectum.*

gueil en allant faire confirmer son élection à Tours; les Levées n'étoient point encore faites ni achevées; Charlemagne dant ses Capitulaires, *Lib. 1*, *cap. 10*, y avoit seulement pensé; il y parle d'un Commissaire habile & fidele pour cet ouvrage; *ut bonus missus de aggeribus juxtà Ligerim faciendis eidem operi præponatur.* C'est ainsi que les grands génies voyent toujours du premier coup d'œil ce qui convient; ils en font le projet, ils en jettent comme les sémences, d'autres l'achevent; & les plus grands accroissements ont des commencements infiniment petits.

Saumur & tous les Bourgs de la Levée n'existoient point encore. Doüé, au contraire, existoit déja, & long-temps auparavant il servoit comme d'entrepôt aux Troupes Romaines que Cæsar tenoit dans le Poitou sous d'autres Lieutenants; ils y avoient un Camp, dont on prétend montrer des vestiges. On voit encore à une lieue delà, dans une Paroisse voisine, une Cave immense, que les Paysans appellent *le Fort*, capable de contènir plusieurs Légions Romaines. Ils s'y établirent ensuite comme à Angers, & y creuserent dans le roc un Amphithéatre de vingt-deux degrés, qui se voit encore aujourd'hui, & qui sera bientôt, par la négligence des Habitants, comme celui de *Grohan*, ou de la Fidelité d'Angers: ils y firent un grand chemin à venir de là aux Ponts de Cé. Un Auteur Latin du dernier Siécle, Allemand de nation, dit qu'on en voyoit encore une partie, & qu'on célébroit tous les ans dans l'Amphithéâtre des jeux comiques. Quelques-uns ont prétendu que ce n'étoit pas là l'ouvrage des Romains; ils euſſent mieux fait de dire qu'on en pouvoit douter. Voilà comme parloit cet Auteur en 1616, dans ſon livre Latin intitulé: *Itinerarium Galliæ*, imprimé à Lyon.

» Allez à Doüé, où vous verrez un Am» phithéâtre de 22 degrés, preſque tout » creuſé dans le roc, comme dit Merula, » ſans aucuns matériaux, de chaux, ni de » ſable, ni de bois. Juſte Lipſe dans ſon Li» vre des Amphithéâtres qui ſont hors la » ville de Rome, ch. 6, dit que ce lieu a été » plus conſidérable qu'un Village, ce qui » paroît tant par ce monument, qui n'eſt » pas un ouvrage de Village, que par les » reſtes d'un ancien chemin public qui » conduit de là aux Ponts de Cæſar, dont » on voit encore une partie en différents » endroits, l'autre eſt tout-à-fait ruinée, » ayant été employée à bâtir des maiſons, » voyez-en davantage dans Lipſe. Les » Habitants du lieu ont encore coutume » tous les ans d'y faire des jeux comiques.*

* *Tendas Dovæum ubi videbis Amphitheatrum xxij graduum, maximam partem rupi nativæ inciſum abſque ullâ externâ (uti Merula loqui amavit) materiatione, calcis, arenæ, ligno-*

Il y a apparence que la Maiſon qu'on voit aujourd'hui dans l'Arene n'étoit pas bâtie quand cet Auteur écrivoit ; comment ne la fait-on pas démolir ?

Les pierres couvertes de Baigneux auprès de Saumur, & ſur le chemin de Doüé ; celles du chemin des Ponts de Cé à Rablay, & pluſieurs autres dans le Poitou, m'embarraſſent davantage ; & je ne ſçais ſi on les doit regarder comme un ouvrage des Romains ou des Barbares qui leur ſuccéderent dans les Gaules ; on croit plus communément que ce ſont des monuments que des Troupes ont érigés depuis à la mémoire de leurs Capitaines & de ceux qui avoient été tués dans les batailles ; on ſuppoſe qu'il en a été livré vers ces lieux là ; tout ceci eſt aſſez obſcur ; les Romains travailloient dans un autre goût ; celui-ci paroît extraordinaire & Gotique.

Les Romains firent encore, ſoit dans l'enceinte de leur Camp de Fremur, ſoit aux environs, pluſieurs ouvrages qui ſubſiſtent, outre les fameux Ponts de Cé, ou de Cæſar, qui aboutent preſque à la ligne.

rum. Juſtus Lipſius, Libro de Amphitheatris quæ extrà Romam, cap. 6, addit aliquid amplius quam pagum fuiſſe hunc locum, cùm ex hoc non pagani operis monumento, tùm ex viæ antiquæ, publicæque reliquiis, quod ex pago eodem pertinuit ad Pontem Cæſaris vulgo Ponts de Cé, *cujus viæ pars adhuc variis locis conſpicitur, pars autem maxima corrupta eſt, lapidibus in ædificia abſumptis ; plura vide apud Lipſium, ſolent etiam nunc incolæ quot annis exhibere in eo comicos ludos.*

Il y a encore auprès de la ville d'Angers un Amphithéâtre, que nos Peres, par une négligence que je ne puis m'empêcher de blâmer, ont souffert enclore, & peut-être détruire tout-à-fait, par un Couvent de Religieuses, comme si la Partie publique ne devoit pas ménager avec plus de soin de pareils monuments pour la satisfaction des curieux & des personnes de goût. Pour moi j'avoue franchement que je trouve je ne sçais quel sentiment de plaisir, lorsque lisant mon Cæsar en me promenant dans mon village d'Empyré, où je vais quelquefois prendre l'air; je me représente le plus grand des Empereurs, & bientôt le premier homme du monde, partir du fond de l'Illirie pour venir dans ce même Village trouver son Lieutenant Crassus, lui donner ses ordres, y faire les préparatifs de cette seconde guerre, qui acheva de lui soumettre la Bretagne & les Gaules; d'où je le vois ensuite voler à Rome pour y donner des loix à l'Univers.

Ille terrarum mihi præter omnes
Angulus ridet.

Ce petit coin de la Terre,
Plus que tous les autres lieux,
Dans quelques endroits que j'erre,
Me rit & plaît à mes yeux.

Le lieu des Chateilliers en Saint Laud, situé au centre de cet ancien Camp, & adjacent au village d'Empyré, est un monument des anciens Romains, où l'on trouve tous les jours des médailles frappées au coin des Empereurs; & cette année, en Février dernier 1760, un Payſan en a trouvé une en béchant dans ce même canton, que je conſerve précieuſement; cette médaille eſt de cuivre, de la grandeur d'un écu de trois livres, épaiſſe comme deux ou trois; elle repréſente, d'un côté, l'effigie de l'Empereur Adrien, avec ces mots d'une belle écriture, preſque ſemblable à nos lettres moulées modernes, *Adrianus Auguſtus*; au revers on voit une corne d'abondance, avec la Déeſſe, & des Palmes; l'année du Conſulat de cet Empereur eſt marquée au bas par ces mots, *Coſſ. III*; aux deux extrêmités il y a une S. & un C. qui veulent dire *Senatus Conſulto*; & autour ce mot, *Hilaris*, ſuivi de ces trois lettres S. P. R. qui ſignifient *Senatus Populuſque Romanus*, c'eſt-à-dire, le Sénat & le Peuple Romain.

J'ai remarqué que le C eſt moins arrondi que notre C moderne, & qu'il a quelque rapport au caph des Hébreux, dont toutes les Langues ont ſans doute emprunté beaucoup de mots & de lettres; L S & l'V & G ont auſſi quelque différence: c'eſt ſur ces caracteres que nous avons reformé notre pitoyable Gotique qui s'étoit introduit par-tout, dans notre Langue, dans nos lettres, dans notre bâtiſſe, & preſque dans nos goûts & dans nos mœurs.

On en trouve encore tous les jours dans le même canton, & sur-tout dans le Ruisseau qui sépare au bas des Chatelliers les Paroisses de Saint Pierre, de Saint Laud & de Sainte Gemme, & qui s'appelle peut-être à cause de cela le Ruisseau doré : j'en ai sur-tout une qu'on y a trouvé presque dans le même-temps, qui est des mieux frappées, avec cette legende : CAESAR NERO. IMP. AUG. PONT. MAX. P.P.P. & l'effigie de cet Empereur; il y a au revers une S & un C, avec je ne sçai quelle figure. J'en ai une autre avec cette légende : AUGUSTA ; l'autre côté est tout-à-fait effacé. L'on y en a trouvé une petite d'argent, avec cette légende : *Cæsar Vespasianus Imp.* l'Aigle Romaine au revers, & ce mot, *Coss.* Les Anglois qui viennent à notre Académie monter à cheval, plus curieux & plus amateurs des antiquités que nous, ont souvent fait bécher dans ce canton, en ont remportés plusieurs pieces curieuses, outre les monuments qu'ils y ont remarqués. (Voilà par paranthése quel est notre Village, dont nous revendiquons ici l'antiquité & la dépendance.)

Qu'il seroit à souhaiter qu'on fût aujourd'hui aussi soigneux de rechercher, d'étudier & de conserver les anciens monuments; car si nous ne sçavons ni qui nous ſommes, ni d'où nous venons, ni quels ont été nos Peres & nos Auteurs, quelle différence entre nous & la bête de charge, dit l'Hiſtorien Anglois, Mathieu Paris? » L'homme ſans lettres, dit-il, & ſans mé» moire des choſes paſſées, retombe en » quelque façon à la condition des bêtes, » & ſa vie doit être regardée comme » la ſépulture d'un homme vivant. * Comment donc, ceux qui nous ont tranſmis la Religion & les Sacrements dans nos Egliſes, nous ont-ils laiſſés dans une ſi profonde ignorance ſur leur origine, & ſur ce qui s'eſt paſſé de leur temps? N'eſt-il pas étonnant que dans preſque toutes les Provinces & toutes les campagnes on connoiſſe à peine l'origine & la fondation des Egliſes Paroiſſiales? Dans tout le Diocéſe d'Angers, les plus anciennes Paroiſſes n'ont pas des Regiſtres de plus de deux ou trois cens ans; les Moines s'en ſont emparés, me dira-t-on, ou bien, ils ont été perdus par le malheur des temps: mais comment les Titulaires ou les Déſervants de ces Egliſes n'en ont-ils pas laiſſé des notes? Comment n'ont-ils pas fait la liſte de leurs Prédéceſſeurs? Dans les Siéges principaux, telles que les Cathédrales, que ſçavons-nous de

* *Homo ſine litteris & præteritorum reminiſcentiâ in beſtialem dilabitur ſtoliditatem, & ejus vita vivi hominis reputanda eſt ſepultura.*

certain & de ſuivi, après quelques Siécles? Combien de choſes importantes qui nous ont échappées? Souvent nous n'avons qu'une idée confuſe du nom, du temps & de la vie des Evêques qui ont gouvernés; par-tout des ténébres impénétrables ou des nuages épais ſur les faits, ſur les mœurs, ſur les familles, ſur les uſages, ſur l'eſprit, ſur les droits, & ſur la Juriſprudence de ces temps-là: voilà quels ont été les hommes auxquels nous ſuccédons, ſi vous en exceptez quelques chroniques de Monaſteres, où la ſuperſtition & la barbarie des temps a encore mêlé ſes fables & ſes ridiculités, qu'il n'eſt pas facile à tous les génies de bien demêler du vrai. Quelle négligence! Quelle ignorance!

Au reſte, cette négligence étoit peut-être l'effet d'une Providence particuliere, qui change, qui gouverne & qui réforme les Etats comme il lui plaît, & quand il lui plaît: elle répend de même des lumieres & des Loix nouvelles que l'obſcurité & la bonne foi des Siécles paſſés n'euſſent peut-être pu porter, recevoir, ni obſerver: car, à quelles chicanes & à quelles injuſtices ne nous expoſent pas quelquefois les trop grandes précautions que les Loix, dans un Siécle plus éclairé, prennent préciſément pour les éviter? On écrit aujourd'hui ſoigneuſement, (& on a bien raiſon) les Actes de Baptêmes, de Mariages & de

Sépultures, quoique les intérêts particuliers des familles qui en dépendent subsistent rarement plus d'un Siécle ; ils se peuvent même suppléer par la preuve testimoniale, qui en est le fondement, & qu'ils supposent nécessairement ; la précaution de cette Loi est très-sage & très-nécessaire, *hoc oportuit facere.* Mais faut-il négliger, comme font certaines Villes, des monuments, des faits, des réflexions, des recherches, des remarques & des découvertes qui, en jettant de vives & de pures lumieres sur l'antiquité la plus reculée, instruisent & fournissent des connoissances générales, durables & intéressantes pour l'avenir ?

Sæpè tibi Pater, sæpè legendus avus.

Lisez & relisez, vos Peres, vos Ayeux.

FIN.

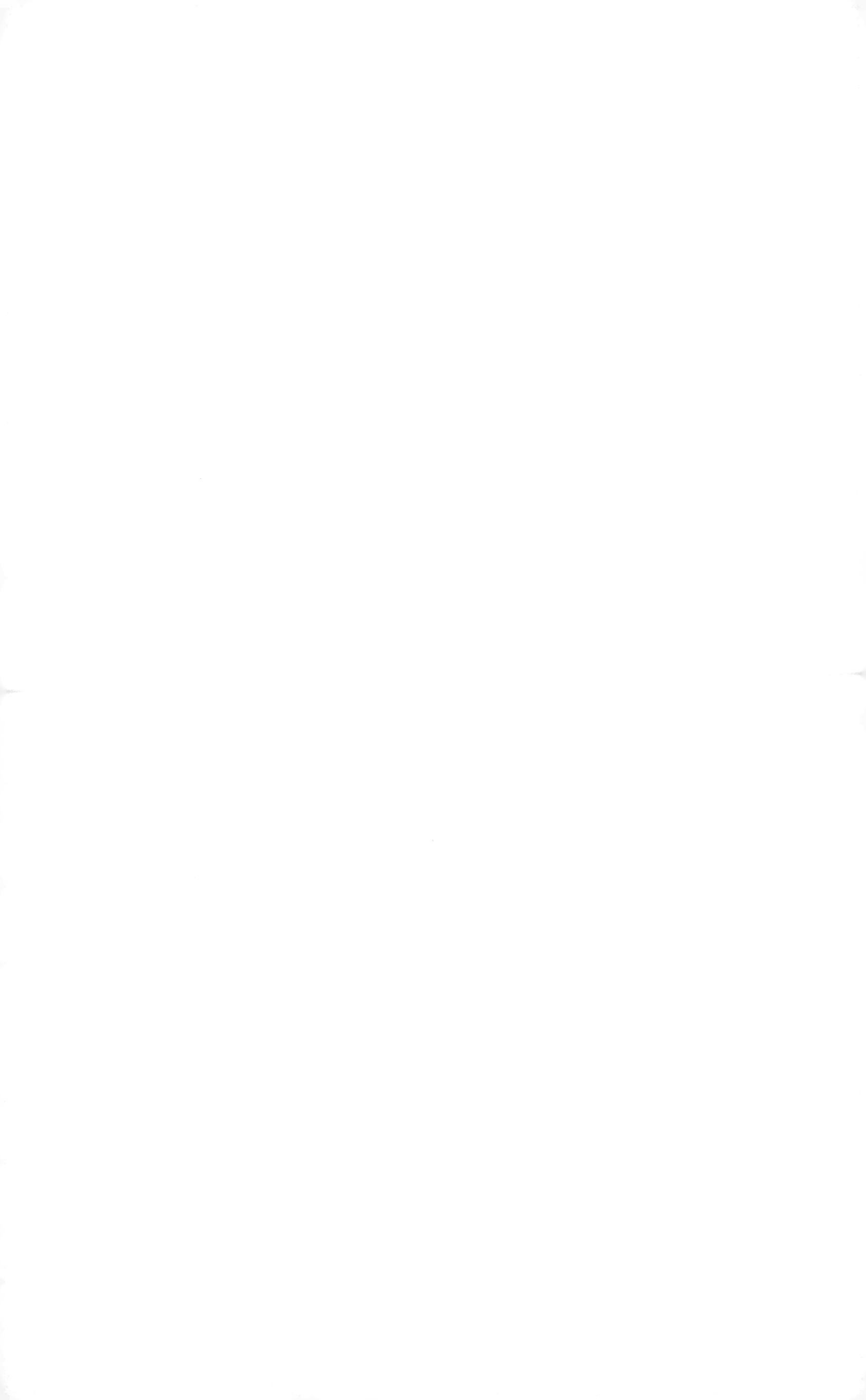

www.ingramcontent.com/pod-product-compliance
Ingram Content Group UK Ltd.
Pitfield, Milton Keynes, MK11 3LW, UK
UKHW012049240726
13965UKWH00003B/1156